Gerhard Risch

Homöopathie ist (k)eine Kunst

Kurzlehrgang der Homöopathie

Neuausgabe 1994

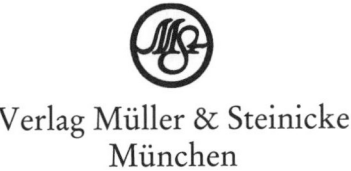

Verlag Müller & Steinicke
München

© 1994 Müller & Steinicke, München

ISBN 3-87569-131-8

Gesamtherstellung: Grafik + Druck GmbH, München

Gerhard Risch

Homöopathie ist (k)eine Kunst

Inhalt

Vorwort 7

Der Ansatz der Homöopathie 9

Das erste Grundgesetz: die Ähnlichkeitsregel 14

Das zweite Grundgesetz: die Arzneimittelprüfung 18

Das dritte Grundgesetz: die Potenzierung 25

Die Fallaufnahme und das Repertorisieren
nach § 153 des »Organon 41

Die Symptome in ihrer Wertigkeit 75

Die Mittel 86

Die chronischen Krankheiten 92

Die kombinierten chronischen Krankheiten 101

Die Potenzen 114

Die Mißerfolge 124

Das Rezeptieren 126

Die Komplexhomöopathie 129

Homöopathische Literatur 132

Vorwort

Die Homöotherapie ist eine Heilmethode, die »sanft, schnell und gewiß und dauerhaft« (*Hahnemann*) zu heilen vermag, wenn sie richtig angewandt wird. Damit ist schon das Wichtigste für den gesagt, der sich mit ihr beschäftigen oder sie ausüben will: Er kann in vielen Fällen kranken Menschen mit ein paar Tropfen oder Kügelchen homöopathischer Arznei die Gesundheit wiedergeben - ohne gefährliche Operation, ohne schädigende oder vergiftende Medikamente, ohne langen Krankenhausaufenthalt -, wenn er sich nur an das hält, was *Dr. Samuel Hahnemann* (1755 - 1843), der Begründer Homöopathie, seinen Schülern zugerufen hat: »Macht's nach, aber macht's genau nach!« Nur ein genaues Befolgen der Gesetze und Regeln der Homöopathie wird dem, der sie ausübt, Erfolge bringen. Denn - so erstaunlich es klingen mag - diese Naturheilmethode ist wie die Mathematik oder die Physik abhängig von exakten Regeln und Grundsätzen, ohne die sie nicht vorhanden wäre und nicht ausgeübt werden könnte. Von ihnen soll im Folgenden die Rede sein.

Das Büchlein ist bewußt kurz gefaßt und will sich auf das Wesentliche beschränken. Es will eine Anleitung dazu sein, wie man *echte* oder *klassische* Homöopathie ausüben kann und wie man mit den dazu notwendigen Hilfsmitteln umgeht. Bei einer Reihe von Einzelfragen sei auf das Literaturverzeichnis verwiesen.

Jeder, der wagte, es *Hahnemann* »genau nachzumachen«, der weiß, daß die Homöopathie die »königliche« Heilmethode ist. Möge es ihr gegeben sein, sich gegen die Gesundheitsmaschinerie unserer Zeit immer mehr durchzusetzen - zum Wohle der Patienten.

Der Ansatz der Homöotherapie

Wenn man sich mit der Homöopathie befassen will, dann muß man sich zunächst klarmachen, daß sie nicht an örtlichen Krankheitserscheinungen und -veränderungen ansetzt, um eine Heilung zu bewerkstelligen, sondern an der oder den übergeordneten Funktion(en) im Organismus. Nach der »Theorie«, die der Homöotherapie zugrunde liegt, werden nämlich alle Vorgänge, die sich im menschlichen Körper abspielen - bis hinein in die Regionen des Geistes und des Gemüts - von einem bis heute nicht faßbaren Zentrum gesteuert und geregelt. Funktioniert in diesem Zentrum etwas falsch, dann entsteht Krankheit. Bei einem völlig gesunden Menschen besteht absolutes Gleichgewicht und Ausgewogenheit dieses Reglerzentrums, und darum sind auch alle Abwehrmechanismen des Körpers intakt: Es kann zu keiner Krankheit kommen. Auch Bakterien, Viren und andere Erreger haben keinen Nährboden, um ihre Tätigkeit entfalten zu können. Erst wenn im Steuerungszentrum des Menschen eine oder mehrere Funktionen ausgefallen oder verändert sind, ist akuter oder chronischer Krankheit die Tür geöffnet. Sie wird sich dann irgendwo lokalisieren und irgendwelche Symptome hervorrufen; aber das alles ist nichts anderes als der Hinweis darauf, daß im Zentrum eine übergeordnete Störung vorhanden ist. Es hat daher keinen Zweck, an den lokalen Störungen und Veränderungen herumzudoktern, denn dadurch wird die Fehlfunktion nicht verbessert.

Millionen von Menschen mit chronischen Hautaffektionen haben dies schon am eigenen Leibe erfahren müssen: Sie schmieren die ärztlich verordnete Cortisonsalbe auf ihre Haut, und das Ekzem verschwindet. Kurze Zeit nach Absetzen der Salbenbehandlung ist es wieder da. Es kommt erneut Salbe darauf, und abermals weicht das Ekzem, um alsbald wieder zu erscheinen, usw. Durch diese Art der Behandlung werden ein Symptom oder eine örtliche Veränderung nur unterdrückt, aber die hinter dem Vorgang stehende Fehlsteuerung oder Fehlfunktion im Zentrum des Menschen wird nicht beseitigt. Genau an dieser Stelle aber setzt die Homöotherapie an.

Hierzu ein Beispiel, das aus meiner homöopathischen Anfangszeit stammt und mir überdeutlich den Unterschied zwischen beiden Heilungsmethoden erstmals vor Augen führte: Ein mir bekannter Industriekaufmann, der schon immer eine sehr empfindliche Haut hatte, bekam eine Furunkulose, die sich hauptsächlich an den Beinen lokalisierte. Er ging zum Arzt und bekam Penicillin-Tabletten. Darauf verschwanden die ihn sehr quälenden Furunkel. Vier Wochen später waren sie wieder da. Er suchte abermals den Arzt auf und erhielt ein anderes Antibioticum. Die Furunkel wichen. Vier Wochen später waren sie wieder vorhanden. Er ging nochmals zum Arzt und bekam abermals ein anderes Antibioticum, diesmal gespritzt. Die Furunkel räumten den Platz. Vier Wochen später quälten sie ihn wieder. Noch einmal ging er zum Arzt, bekam noch einmal ein anderes Antibioticum, und noch einmal ergriffen die Furunkel die Flucht. Aber vier Wochen später war alles beim alten. Nun lenkte er seine Schritte zu einem homöopathischen Arzt, der ihm ein homöopathisches Medikament verschrieb, nämlich Sulfur jodatum D 6. Die Furunkel verschwanden genau so schnell wie beim Penicillin, aber sie blieben für immer verschwunden. Dieses Beispiel spricht für sich, und es ist ihm nichts hinzuzufügen.

Nun wird es kaum einen Menschen geben, der sich absoluter Gesundheit erfreut. Schon allein durch die ihm vererbte Konstitution sind ihm Schwächen und Möglichkeiten zur Fehlsteuerung mitgegeben. Dennoch versucht auch hier die Natur, ein relatives Reglergleichgewicht herzustellen, mit dem ein Leben möglich ist. Aber dieses relative Gleichgewicht ist leichter aus der Balance zu bringen als das absolute. Es genügen schon verhältnismäßig geringfügige Traumen, um Fehlfunktionen hervorzurufen, was natürlich je nach der Konstitution eines Menschen verschieden ist. Solche Traumen können etwa physischer Art, zum Beispiel Kälte, Nässe, Streß, Überanstrengung, Umweltgifte usw., oder psychischer Art, zum Beispiel Trauer, Schreck, Zorn, Kummer usw., sein. Wenn es der Natur mit ihrer Selbstheilungstendenz nicht gelingt, eine solche Fehlfunktion zu reparieren, kommt es zur Krankheit. Wird diese dann durch falsche Behandlung unterdrückt, die Fehlfunktion aber nicht rückgängig gemacht, dann entsteht sogar unweigerlich eine chronische Krankheit.

Dem schulmedizinischen Denkenden wird eine solche chronische Erkrankung meist immer erst in ihrem

Endstadium erkennbar. Von seiner Ausbildung und seinen diagnostischen Möglichkeiten her untersucht er Zellen, Gewebe und vordergründige Funktionen seiner Patienten. Er bekommt dabei aber immer nur Erfolgsorgane zu Gesicht, die das ausführen, was ihnen höhergeordnete Funktionen befehlen. So werden ihm zum Beispiel die Arteriosklerose oder die Arthrose erst sichtbar, wenn schon nicht mehr rückgängig zu machende Veränderungen eingetreten sind. Daß hier aber über Jahre und Jahrzehnte hinweg Fehlsteuerungen im Zentrum vorlagen, kommt ihm erst - wenn er überhaupt darauf sehen will - im Nachherein ins Blickfeld. Der Schüler *Hahnemanns* sieht diese Dinge ganz anders: Er weiß, daß am Anfang dieser Krankheitszustände eine Fehlfunktion des Zentrums stand, die sich in den Symptomen irgendeiner Erkrankung äußerte. Diese Symptome wurden unterdrückt, die Fehlfunktion aber nicht repariert. Einige Zeit darauf traten wieder - vielleicht sogar andere - Krankheitssymptome auf. Sie wurden vom Schulmediziner als eine neue, andere Krankheit diagnostiziert und behandelt, waren in Wirklichkeit aber nur die erneute Manifestation derselben ursprünglichen Fehlfunktion. Dieses Spiel wiederholte sich vielleicht noch ein paarmal, bis schließlich der Endzustand jener Fehlsteuerung eingetreten war und nun nicht mehr verändert werden konnte.

Darum sucht der Homöotherapeut - im akuten wie im chronischen Fall - an die zentrale Störung heranzukommen und sie in Ordnung zu bringen, und damit wird er jede Erkrankung heilen, sofern überhaupt noch etwas zu heilen ist. Die Symptome seines Patienten sind ihm dabei der Wegweiser und der Schlüssel, um in das Zentrum hineinwirken zu können, und die homöopathisch aufbereiteten Arzneien sind die Werkzeuge dazu.

Der Ordnung halber sei erwähnt, daß *Hahnemann* jenes Steuerungszentrum des Menschen die »Lebenskraft« nannte und seine Störung »Verstimmung der Lebenskraft«. (S. *Hahnemann*, Organon der Heilkunst, 6. Aufl., §§ 9 - 12)

Das erste Grundgesetz:
die Ähnlichkeitsregel

Wie aber kann man nun eine »Verstimmung der Lebenskraft« arzneilich beeinflussen? Die Antwort liegt in den drei Grundgesetzen der Homöopathie. Das erste ist die sogenannte *Ähnlichkeitsregel*, nach der diese Heilmethode auch ihren Namen hat. Der lateinische Satz »similia similibus curentur« («man soll Ähnliches mit Ähnlichem heilen«) ist der oberste Grundsatz eines Homöotherapeuten. (Das griechische Wort »homoios« heißt »gleich, ähnlich«, »pathos« bedeutet »Leiden, Krankheit« und »therapia« ist mit »Heilung, Heilweise« zu übersetzen.) Es handelt sich also um eine Ähnlichkeitsheilweise. Um heilen zu können, um in jenes Steuerungszentrum des Menschen vordringen zu können, das *Hahnemann* die »Lebenskraft« nannte und das bei einem Kranken gestört ist, sucht der Homöotherapeut ein Arzneimittel, das bei einem gesunden Menschen einen Zustand hervorrufen kann, der der zu heilenden Krankheit ähnlich ist.

Grob gesagt bedeutet das, daß zum Beispiel Kopfschmerzen nur durch ein Mittel geheilt werden können, das selbst Kopfschmerzen hervorzurufen in der Lage ist, Schnupfen nur durch ein Schnupfen erzeugendes, Durchfall nur durch ein Durchfall verursachendes Mittel. Die Natur ist voll von solchen Arzneistoffen, die bestimmte Wirkungen auf den Menschen haben. Wenn sich zum Beispiel jemand mit Tollkirschen (lat: *Belladonna*) vergiftet, tritt ein der Tollkirsche eigenes Vergiftungsbild auf mit Krämpfen, Wildheit des Geistes bis zum Delirium, starren, weiten Pupillen, heißer, roter Haut, trockenem, schmerzhaften inneren Hals usw. Nun kam in den Zeiten, in denen es noch keine Antibiotika gab, bei den homöopathischen Ärzten oft ein Scharlachfall zur Behandlung, der Ähnlichkeit mit diesem *Belladonna*-Bild hatte. Das zwang dann dazu, *Belladonna* in homöopathischer Aufbereitung zu verordnen und damit den Fall zur Heilung zu bringen.

Oder - um bei den alltäglichen und ungefährlicheren Dingen zu bleiben - nehmen wir den Fall, daß jemand scharfe Zwiebeln schneidet. Dann tritt bei ihm das bekannte »Weinen« auf: Aus den Augen entleert sich Tränenwasser, aber auch die Nase fängt an »zu laufen« und sondert ein wäßrig-flüssiges Sekret ab. Wenn nun jemand einen Schnupfen bekommt, der diesem »Zwiebelschnupfen« ähnlich ist, dann muß er homöopathisch *Allium Cepa*, die Küchenzwiebel, verordnet bekommen.

Oder: zu reichlicher Kaffeegenuß ruft bei manchen Menschen eine bestimmte Art von Schlaflosigkeit hervor, wobei der gequälte Mensch - obwohl müde - nicht zur Ruhe findet, weil immer neue Gedanken und Pläne vorwiegend fröhlicher und angenehmer Art auf ihn einstürmen, während er sich schlaflos hin und her wälzt. Wenn man nun einen Patienten hat, der - ohne Kaffee getrunken zu haben! - unter solcher Art von Schlaflosigkeit leidet, muß man ihm *Coffea* in homöopathischer Aufbereitung verschreiben.

»Wähle, um sanft, schnell, gewiß und dauerhaft zu heilen, in jedem Krankheitsfall eine Arznei, welche ein ähnliches Leiden für sich erregen kann als sie heilen soll« - so sagt es *Hahnemann* in der Einleitung zu seinem Organon der Heilkunst. Darum sucht der Homöopath aus den vielen homöopathischen Arzneimitteln das »Simile« (= das Ähnliche) oder besser noch das »Simillimum« (= das Ähnlichste) zu dem zu behandelnden Krankheitsfall heraus.

Damit handelt er völlig anders als der schulmedizinisch therapierende Arzt, für den *Hahnemann* die Bezeichnung »Allopath« verwendete. Dieser sucht nämlich etwas anders, Gegensätzliches (griechisch: »allon«) zur Krankheit und handelt damit nach dem Grundsatz: »contraria contrariis curentur« («man soll Gegensätzliches mit Gegensätzlichem heilen«). Er verschreibt zum Beispiel gegen durch Gefäßverengung bedingte Kopfschmerzen ein Mittel, das die Gefäße erweitert. Tatsächlich erweitert er damit auf chemischem Wege für kurze Zeit - solange die grobmateriellen Substanzen des Mittels wirken - die Gefäße und erzielt eine bessere Durchblutung im Kopfbereich, aber die übergeordnete Steuerungsfunktion, die für die Gefäße verantwortlich ist und die Verengung bewirkte, trifft und ändert er dadurch nicht. Außerdem sind diese Mittel für den Patienten meist giftig und schädlich. Der Homöotherapeut verschreibt in diesem Fall das Simillimum, das heißt ein Arzneimittel, das selbst Gefäßverengung und dadurch Kopfschmerzen

erzeugen kann, und verändert auf diese Weise die ur-
sächliche Fehlsteuerung, die zu der Verengung der
Gefäße geführt hat. Er kann damit den Dingen auf
den Grund gehen und die tiefere Ursache beseitigen.

Das zweite Grundgesetz:
die Arzneimittelprüfung

Wie aber kann man solch ein Simillimum finden? Die Antwort liegt in dem zweiten großen Grundgesetz der Homöopathie: der *Arzneimittelprüfung am Gesunden*. Um zu wissen, welche Stoffe der Natur Krankheitserscheinungen beim Menschen hervorrufen können und welche Symptome sie bewirken, werden Prüfungen an gesunden Menschen durchgeführt. Auch hierin unterscheidet sich die Homöopathie grundsätzlich von der Allopathie. Beide Richtungen in der Medizin kommen auf gänzlich verschiedenem Wege zu ihren Arzneimitteln.

In der Allopathie setzt man sich zunächst das Ziel, gegen eine bestimmte Krankheit ein Mittel zu finden. Man überlegt und experimentiert die mögliche chemische Zusammensetzung, die nach dem Gesetz des »Contraria contrariis« in Frage käme. Dazu ist viel Gedanken- und Laborarbeit nötig. Hat man dann eine optimale chemische Zusammensetzung gefunden, die dem gewünschten Zweck entspricht, beginnt eine lange Reihe von Tierexperimenten, die die Wirkungsweise des Medikaments erhärten und Aufschluß über eventuelle Nebenwirkungen geben sollen. Wenn man auch hierbei die optimale Zusammensetzung und Dosierung in Erfahrung gebracht hat, geht das Mittel in die klinische Erprobung. Es wird dabei an kranken Menschen im Hinblick auf seine Wirkungen und Nebenwirkungen überprüft. Erst danach steht es dann zur Anwendung am Menschen zur Verfügung, nachdem auch noch alle gesetzlich vorgeschriebenen Kontrollen stattgefunden haben.

In der Homöopathie sieht das ganz anders aus. Hier fragt man nicht: Wogegen oder wofür will ich ein Medikament finden? Sondern die Frage lautet: Welche Wirkungen wird dieser oder jener Stoff der Natur hervorbringen, wenn er an *gesunden* Menschen geprüft wird? Man nimmt sich also den bekannten Satz des Paracelsus zu Herzen, daß die Natur des Herrgotts Apotheke sei, und will nun herausfinden, welche Wirkungen die vielen in ihr vorkommenden Stoffe haben. Um dies in Erfahrung zu bringen, führt man die homöopathischen Arzneimittelprüfungen durch.

Praktisch sieht das so aus, daß man zur Prüfung eines bestimmten Stoffes eine Gruppe von Menschen braucht, die sich für diesen Versuch freiwillig zur Verfügung stellt und die natürlich - soweit das feststellbar ist - gesund sein muß. Auch sollen genügend Vertreter beiderlei Geschlechts dabei sein, um eventuell verschiedene Wirkungen auf die Sexualfunktionen bei beiden Geschlechtern kennenzulernen. Die Gruppe sollte einen Mediziner als Prüfungsleiter haben, durch den sie ärztlich betreut wird und der am Ende der Prüfung die Ergebnisse auswertet. Am besten wird die ganze Sache als doppelter Blindversuch in Angriff genommen, das heißt, weder die Prüfer noch die Prüfungsleiter wissen, welcher Stoff in welcher Form geprüft wird. Auch sollten die Prüflinge untereinander keinen Kontakt haben.

Wenn man zum Beispiel eine Gruppe von 20 Prüfern und einem Prüfungsleiter zusammengestellt hat, dann erhält der Leiter des Prüfversuchs von einer neutralen Stelle, etwa einer homöopathischen Arzneimittelfirma, 20 gleich aussehende Fläschchen. Jede Flasche trägt nur eine Nummer. Der Prüfungsleiter übergibt nun jedem Prüfling eine dieser Flaschen und ein Journal, in das der Prüfling vom Beginn der Prüfung an jedes bei ihm auftretende Symptom mit Datum und Uhrzeit einzutragen hat. Und dann muß jeder Prüfer über eine längere Zeit, etwa 8 - 12 Wochen lang, dreimal täglich ein bestimmtes Quantum aus einer Flasche einnehmen. Die neutrale Stelle hat in einem versiegelten Brief niedergelegt, welchen Stoff die einzelnen numerierten Fläschchen enthalten. Wenn zum Beispiel *Belladonna* geprüft werden sollte - was weder die Prüfer noch die Leiter wissen - dann werden vielleicht fünf Prüfer *Belladonna D 6* (= Tollkirschensaft in der Verdünnung $1: 10^6$) erhalten haben, weitere fünf *Belladonna D 12* (= $1:10^{12}$), fünf andere *Belladonna D 30* (= $1:10^{30}$) und fünf bekamen nur Placebo, das heißt nichts Arzneiliches, also nur Alkohol, in dem kein *Belladonna* enthalten ist. Am Schluß des Versuchs werden alle Journale mit den Eintragungen der Prüfer eingesammelt und ausgewertet. Dabei wird sich herausstellen, daß alle 20 Prüflinge irgendwelche Symptome während der Einnahme des Prüfungsstoffes hervorgebracht haben.

Auch diejenigen, die nur Placebo erhalten hatten, werden in ihren Journalen eine ganze Reihe von Symptomen notiert haben. Das ist durchaus erklärlich, denn schon allein die Tatsache, daß sie sich über mehrere Wochen intensiv beobachten mußten, ließ sie auf vieles achten, was sie normalerweise übergangen hätten. Auch die Erwartung, die sie beherrschte, ruft manches psychisch bedingte Symptom hervor, das sonst nicht erschienen wäre. Aber diese Placebo-Symptome, die natürlich nicht gewertet werden, unterscheiden sich durchaus von denen der anderen Prüflinge, die den Prüfungsstoff in den verschiedensten Verdünnungen eingenommen haben. Placebo-Symptome sind uneinheitlich und bei den einzelnen Prüfern sehr verschieden.

Die *Belladonna*-Prüfer dagegen werden einige Symptome hervorgebracht haben, die bei allen vorkamen. Das sind dann die für *Belladonna* typischen Symptome. Natürlich werden auch solche vorhanden sein, die nur bei einem Teil der Prüfer auftraten. Das wird davon abhängen, in welcher Verdünnung die Prüflinge das Mittel einnahmen. Erfahrungsgemäß rufen die hohen Verdünnungen mehr Symptome im Nervensystem und im Bereich des Geistes und des Gemütes hervor, während die niederen Verdünnungen mehr Symptome organischer Art erzeugen. Es hängt aber auch von der Empfindlichkeit des einzelnen Prüfers ab und von seiner »Affinität« zu einem bestimmten Arzneistoff. Ein Mensch, der zum Beispiel kannenweise Kaffee trinken kann, ohne daß es ihm etwas ausmacht, wird bei einer Prüfung von

Coffea nicht allzuviele Symptome hervorbringen, während einer, der schon nach einem Täßchen nervös wird, viele Symptome bei einer Prüfung von *Coffea* in sein Journal eintragen wird. Darum wird es auch Symptome geben, die jeweils nur bei einem einzigen Prüfer vorkommen. Und auch sie sind zur Charakterisierung eines Mittels außerordentlich wichtig, sie ergeben sozusagen die feinen Linien in der ganzen Zeichnung.

Am Ende der Prüfung ordnet nun der Prüfungsleiter alle Symptome, die sich gezeigt haben, und erstellt damit das Arzneimittelbild. Dabei erfahren die Symptome auch eine Wertung, die später beim Gebrauch des Mittels manchmal sehr bedeutsam wird. Diejenigen Symptome, die bei allen Prüfern auftraten, erhalten eine höhere »Wertigkeit« als die, die sich nur bei einigen oder gar nur bei einzelnen zeigten.

Seit *Hahnemann* sind ca. 2000 Stoffe der Natur auf diese oder ähnliche Weise an Gesunden geprüft worden und haben so ihre Heilkräfte offenbart. Manche von ihnen haben sich als ausgesprochen tiefwirkend erwiesen und sind »große« Mittel in der Homöopathie geworden, manche haben einen kleineren, aber spezifischen Wirkungsbereich und werden dementsprechend »kleine« Mittel genannt. Die Arzneimittelbilder all dieser geprüften Stoffe wurden in alphabetischer Reihenfolge in dicken Büchern zusammengefaßt, die man »Arzneimittellehren« nennt. Jeder, der die Homöopathie ausüben will, braucht mindestens eine möglichst umfangreiche Arzneimittellehre. Denn seine Kunst besteht nun darin, zu den Symptomen seines Patienten das passende Arzneimittelbild herauszufinden und ihm dieses Mittel dann zu verordnen. Und dieses »Simillimum« wird ihn heilen.

Erfinder dieser Arzneimittelprüfung am Gesunden ist ohne Zweifel *Dr. S. Hahnemann*. Anklänge an die Ähnlichkeitsregel gab es schon im Altertum und bei Paracelsus; auch daß man in zentrale Funktionen im Organismus eingreifen müsse, um zu heilen, wurde schon vor ihm ausgesprochen, wenn auch nicht im ganzen Ausmaß verwirklicht. Aber daß man über die Arzneimittelprüfung am Gesunden dieses Ziel erreichen könne, hat *Hahnemann* zuerst der Mitwelt unterbreitet. Er war einer von jenen Ärzten, die absolut unzufrieden mit ihrem Beruf waren, weil er sah, daß man mit den medizinischen Künsten seiner Zeit so gut wie nichts heilen konnte, sondern - im Gegenteil - die kranken Menschen schwächte und einer Heilung nur ferner brachte. Als außerordentlich sprachbegabter Mensch forschte er viel in ausländischer Literatur und übersetzte sie ins Deutsche. Als er 1790 ein Arzneibuch des Engländers W. Cullen bearbeitete und dabei einen Abschnitt über »*China*«, die Rinde des Chinabaumes, ins Deutsche übertrug, ärgerte er sich, daß einige Behauptungen Cullens nicht bewiesen waren. Er überlegte, wie man Genaueres und Sicheres über dieses Medikament erfahren könnte, und beschloß, einen Selbstversuch zu machen. Er nahm täglich eine kleinere Menge der pulverisierten Chinarinde ein und stellte alsbald wechselfieberähnliche Erscheinungen bei sich selber fest: »...die mir bei Wechselfieber gewöhnlichen besonders chrakteristischen Symptome, die Stumpfheit der Sinne, die Art von Steifigkeit in allen Gelenken, besonders aber die taube, widrige Empfindung, welche in dem Periostium über allen Knochen des Körpers ihren Sitz zu haben scheint - alle erschienen. Dieser Paroxysm dauerte zwei bis drei Stunden jedesmal, und erneuerte sich, wenn ich die Gabe wiederholte, sonst nicht. Ich hörte auf, und ich ward gesund.« (zit. bei A. Braun, Methodik der Homöotherapie, S. 15 f) Von da an begann er, auch andere Arzneistoffe an Freunden und Verwandten zu prüfen, und erhärtete sechs Jahre lang seine Entdekkung. Erst dann trat er damit an die Öffentlichkeit mit seiner Schrift »Versuch über ein neues Prinzip zur Auffindung der Heilkräfte der Arzneisubstanzen nebst einigen Blicken auf die bisherigen«, die 1796 in »Hufeland's Journal« erschien.

Das dritte Grundgesetz:
die Potenzierung

Wie aber kann man nun mit Hilfe dieser Arzneimittel in die Funktionen des menschlichen Organismus eingreifen? Die Antwort gibt das dritte Grundgesetz der Homöotherapie. Es besagt, daß die Arzneistoffe einer bestimmten Bearbeitung unterzogen werden müssen, die man »Potenzierung« nennt. Schon diese Bezeichnung macht deutlich, daß es sich bei diesem Bearbeitungsprozeß darum handelt, die heilende Kraft und Energie der Stoffe zu entfalten.

Auch diese Erfindung ist das Verdienst *Dr. S. Hahnemanns.* Und man kann sie mit Fug und Recht als einen der großen Würfe bezeichnen, die höchstens alle 500 Jahre einmal einem Menschen glücken. Es ist ihm mit einer ebenso einfachen wie genialen Methode gelungen, von der nur materiellen, chemisch-physikalischen - und daher nur vordergründigen und nicht heilenden - Beeinflussung des Körpers zu der funktionellen Einwirkung auf die Lebensvorgänge vorzudringen. Das war nicht die Erfindung eines Tages oder weniger Wochen - wie zum Beispiel bei der Arzneimittelprüfung -, sondern er wurde im Verlauf seines Daseins und Wirkens als homöopathischer Arzt, zu dem er ab 1790 geworden war, auf diesen Weg gewiesen. Und er setzte ihn konsequent bis an sein Lebensende fort.

Ursprünglich setzte er seine geprüften Arzneien nach der Ähnlichkeitsregel in kleinen und kleinsten Dosen ein. Es stand für ihn von Anfang an fest, das sorgfältig ausgewählte Medikament, das Simillimum, in der kleinstmöglichen Dosis zu verordnen. Denn er wollte seine Patienten ja keinesfalls vergiften, was mit manchem seiner Arzneistoffe durchaus möglich gewesen wäre. Bei einem *Belladonna*-Fall durfte er also logischerweise nur den Bruchteil eines Tropfens verabreichen. Dennoch rief auch eine noch so geringe Menge oft noch starke Reaktionen bei den Kranken hervor. *Hahnemann* stellte aber bald fest, daß diese Reaktionen gar nicht durch eine Vergiftung mit dem betreffenden Arzneistoff zustande kamen, sondern Heilreaktionen des Körpers waren. Wenn ein Arzneimittel gut und richtig ausgesucht war und wenn auf seine Verabreichung Reaktionen erfolgten, dann waren es nie Vergiftungserscheinungen, die die Patienten quälten, sondern es trat eine Verschlimmerung der speziellen Symptome der betreffenden Patienten für kurze Zeit auf. Dies ist eine Erfahrung, die seit *Hahnemann* jeder homöopathische Behandler gemacht hat und immer wieder machen wird. Man nennt diese Erscheinung die »homöopathische Erstverschlimmerung«, die prognostisch ein günstiges Zeichen ist. Sie bedeutet, daß die Heilungskräfte des Körpers energisch angefacht wurden und daß der Körper mit neuer Kraft den Kampf mit der Krankheit aufgenommen hat. Man darf diese Reaktion dann keinesfalls unterbrechen, auch wenn der Patient dadurch ein paar unangenehme Stunden hat. Die Heilung wird dann von allein erfolgen.

Trotzdem versuchte *Hahnemann*, diese Erstverschlimmerung auf ein Mindestmaß zu verkleinern. Er ging im Laufe der Zeit dazu über, die Arzneistoffe immer mehr zu verdünnen. Er hatte sowieso schon eine revolutionierende Erfindung zur Haltbarmachung der Pflanzensäfte gemacht, die uns heute selbstverständlich erscheint: Er mischte die frisch gepreßten Säfte zu gleichen Teilen mit Alkohol (§ 267 Organon). Man nennt das im homöopathischen Sprachgebrauch die »Urtinktur«. Auf diese Weise schloß er die in der Pflanze schlummernden Arzneikräfte auf neue und besser wirksame Weise auf und erwies sich dadurch als großer Pharmakologe.

Nun aber nahm er von dieser Urtinktur 1 Tropfen, gab 99 Tropfen Alkohol (genau gesagt, gab *Hahnemann* zu 1 Tropfen jeweils 100 Tropfen Weingeist dazu. Nach dem Homöopathischen Arzneibuch nimmt man heute aber 99 Tropfen) dazu und - das ist das Entscheidende! - schüttelte das Fläschchen mehrmals kräftig oder schlug damit auf einen federnden Widerstand, etwa auf einen schweinsledernen Buchrücken. Von der auf diese Weise hergestellten Lösung nahm er wieder einen Tropfen, gab ihn in ein neues Fläschchen, tat wieder 99 Tropfen Alkohol dazu, schüttelte oder stieß wie beschrieben, und erhielt dadurch eine weitere Stufe seiner Aufbereitung. Und so fuhr er fort, bis er den Vorgang dreißigmal wiederholt hatte. Man nennt diese Art der Herstellung homöopathischer Arzneien »Potenzierung im Centesimalsystem«, weil von der Urtinktur noch 1/100 bei der ersten Verdünnungsstufe vorhanden ist. Dementsprechend schreibt man auf die Flasche, die diese erste Verdünnungsstufe enthält, »C 1«. Auf die zweite Flasche schreibt man »C 2« usw. bis zu C 30, bei der man dann einen Arzneigehalt von 1: 100^{30} hat.

Lange Zeit behandelte *Hahnemann* seine Patienten mit Arzneimitteln in der C 30. Und er muß damit große Erfolge gehabt haben. Es gelang ihm, auf diese Weise sogar Stoffen der Natur Arzneikräfte zu entlocken, die sonst - in ihrer natürlichen Form - »stumm« waren und keine arzneilichen Wirkungen hatten. Ganz besonders bei Salzen, Mineralien und Metallen, die bis dahin nicht verwendet werden konnten, weil sie nicht löslich waren, fand er einen Weg, sie zu ganz großen Mitteln im Arzneischatz zu machen. Zunächst triturierte (= verrieb) er sie auf folgende Weise: Er gab 1 Teil des Urstoffes in einen alsolut sauberen Mörser, fügte 33 Teile Milchzucker dazu und verrieb das Ganze 15 Minuten lang, dann kratzte er 5 Minuten lang alles kräftig zusammen (= 20 Minuten), gab abermals 33 Teile Milchzucker hinzu, verrieb wieder 15 Minuten lang, kratzte 5 Minuten zusammen (= 40 Minuten), fügte die letzten 33 Teile Milchzucker hinzu, verrieb wieder 15 Minuten und kratzte 5 Minuten (= 60 Minuten) und erhielt so die C 1 eines nicht löslichen Stoffes. Für die C 2 nahm er von der C 1 einen Teil und triturierte, wie oben beschrieben mit 99 Teilen Milchzucker. Bis zur C 3 ging er gleichermaßen vor, benötigte also jedesmal eine Stunde Arbeit für eine Potenzstufe. Ab C 4 machte er daraus eine Dilution (= flüssige Lösung), das heißt, er löste 1 Teil der Trituration (= Verreibung) in Aqua

dest. auf und gab 99 Teile Alkohol dazu, um dies dann
- wie vorhin beschrieben - zu schütteln oder zu stoßen. Und so fuhr er fort bis zur C 30. Auf diese Weise
machte er Stoffe wie Gold, Kupfer, Eisen, oder etwa
Kochsalz, zu ganz großen und tiefgreifenden Heilmit-
teln, die allerdings ihre Heilwirkung erst in einer so
hohen Potenz wie C 30 oder noch höher entfalten.

Ganz zufrieden war er allerdings auch mit diesen Potenzen noch nicht. Manchmal verursachten auch sie
noch eine gewaltige Erstverschlimmerung, und außerdem hatte er herausgefunden, daß man die Arzneigabe
einer so hohen Potenz, besonders in chronischen Fällen, nicht zu oft wiederholen durfte, sonst störte man
den Heilungsablauf. Man mußte eine solche Arzneigabe lange, oft sehr lange auswirken lassen. Manchmal
wirkte sie wochen- und monatelang. Das hat aber im
Alltag der Praxis einen psychologischen Nachteil:
Patienten, die gewohnt sind, viel Arznei zu schlucken,
geben sich nicht damit zufrieden, nur einen Tropfen
einer Arznei über 4, 6 oder 8 Wochen wirken zu lassen. Sie kommen und machen dem Arzt - trotz offen-
kundiger Besserung - Vorwürfe, er kümmere sich
nicht genug um sie. Daher suchte *Hahnemann* nach
einer Arzneibereitung, die noch sanfter als die C 30
war und die man außerdem öfters geben konnte. Er
fand sie schließlich in den »Quinquangintamille-
simalpotenzen« (= 50.000er Potenzen), die er dann in
seiner Pariser Zeit (1835-43) anwandte und von denen
er erst in der 6. Auflage seines »Organon« berichtet.
Heute nennt man dieses Arzneimittel »LM-Potenzen«
oder - bei wenigen Autoren - »Q-Potenzen« (L = lat.

fünfzig, M = lat. tausend, eine ziemlich willkürliche
Zusammenstellung, aber sie hat sich eingebürgert).
Dabei meinte *Hahnemann*, ein Verdünnungsverhältnis von 1:50.000 zu haben, was mathematisch aber
nicht ganz richtig ist. Er triturierte dabei jeden Urstoff
zunächst bis zur C 3, verfertigte daraus durch Lösung
eines Grans (= 0,06 g) in 500 Tropfen Aqua destillata
eine Stammlösung, von der 1 Tropfen mit 100 Tropfen Alkohol gemischt und durch 100 (!) Schüttelschläge potenziert wurden. Damit befeuchtete er Milchzuckerkügelchen (globuli) und ließ sie anschließend
trocknen. Das war die LM 1. Er hatte sich ausgerechnet, daß 1 Tropfen 500 solcher Kügelchen befeuchtete
und daß auf diese Weise ein annäherndes Verdünnungsverhältnis von 1: 100 x 500 = 1: 50.000 zustande
kam. Von der LM 1 nahm er wieder ein Kügelchen,
löste es in 1 Tropfen Aqua dest., gab 100 Tropfen Alkohol dazu, schüttelte wie beschrieben und ließ dann
diese Lösung über 500 Milchzuckerkügelchen laufen.
Anschließend trocknete er die Kügelchen. Damit hatte
er die LM II. Davon wieder 1 Kügelchen in 1 Tropfen
Aqua dest. gelöst, 100 Tropfen Alkohol dazugegeben,
geschüttelt, über 500 Kügelchen gegossen und ge-
trocknet, ergab die LM III. Und so fuhr er fort bis zur
LM XXX oder noch höher. Mit diesen LM-Potenzen
standen ihm homöopathische Arzneien zur Verfügung, die seinen Anforderungen entsprachen: Sie
wirkten tief, aber sanft, und sie konnten täglich wiederholt werden. Allerdings gab er sie den Patienten
nicht als Kügelchen auf die Zunge, sondern löste 1
Kügelchen in etwas Aqua dest., gab etwas Alkohol
dazu und ließ davon täglich - je nach Empfindlichkeit

des Patienten - etwas einnehmen. Vor der Einnahme mußte das Fläschchen jedesmal etwa 10 mal geschüttelt werden. Damit wird die Potenz immer wieder neu ein wenig verändert. *Hahnemann* war - wie schon erwähnt - der Meinung, daß bei einer chronischen Krankheit niemals die Arzneigabe in derselben Potenz wiederholt werden dürfe, bevor die erste Gabe nicht ausgewirkt hatte. Durch das Schütteln einer LM-Potenz aber wird nun die Potenzierungsstufe jedesmal ein wenig erhöht und dadurch der Arzneireiz auf den Körper ein anderer. Auf diese Weise konnten die Arzneigaben täglich wiederholt werden.

In seinem Bestreben, jeweils nur den kleinstmöglichen und unschädlichsten Arzneireiz zu setzen, ging er sogar so weit, daß er oft die Patienten an der für sie passenden homöopathischen Arznei nur einmal kräftig riechen ließ, ein Verfahren, das genauso wirksam war wie die orale Einnahme. Mag man ruhig darüber lächeln - es funktioniert auch heute noch. Ganz besonders sind empfindliche Patienten dafür geeignet.

Und ehe man darüber lächelt, möge man sich vergegenwärtigen, daß - ob oral eingenommen oder daran gerochen und ob C 30 oder LM XXX - sowieso nichts Materielles mehr in dem betreffenden Medikament enthalten ist. Wir befinden uns mit solch hohen Potenzen schon lange nicht mehr im chemisch-physikalischen Bereich, wie ihn die Wissenschaft des 19. Jahrhunderts verstand und wie er fälschlicherweise von unverbesserlichen Materialisten ins 20. Jahrhundert als Dogma hinübergerettet wurde, sondern wir wollen damit energetische Reize in das Funktionszentrum des Menschen geben.

Es ist nur zu verständlich, daß viele, die zwar *Hahnemanns* Ähnlichkeitsgesetz anzuerkennen bereit waren, ihm nicht auf die Reise zur energetischen Arzneimittelherstellung folgen wollten. An dieser Stelle erfolgte der große Bruch in der Anhängerschaft *Hahnemanns*. Fortan - also schon von Anfang an - gab es »Tiefpotenzler« und »Hochpotenzler«, die sich oft sogar auch noch bitter bekämpften. Von Hoch- oder Tiefpotenzen soll aber später noch geredet werden.

Hahnemanns Anhänger haben dann die Herstellungsweise homöopathischer Arzneien noch weiter modifiziert. Constantin Hering führte das Dezimalsystem ein, das heißt, er verdünnte von Potenzstufe zu Potenzstufe nicht wie *Hahnemann* im Verhältnis 1:100, sondern 1:10. Arzneimittel, die nach diesem System hergestellt werden, sind mit einem »D« gekennzeichnet. Eine D 3 enthält den Ausgangsstoff also im Verhältnis $1:10^3$ (=1:1000) verdünnt, aber es sind drei Arbeitsgänge beim Schütteln gemacht worden. Eine C 3 dagegen hat zwar dieselben drei Arbeitsgänge beim Schütteln mitgemacht, enthält aber den Ausgangsstoff im Verhältnis $1:100^3$ (=1:1.000.000). Erst eine D 6 würde diesem Verdünnungsverhältnis gleichkommen, sie ist aber doppelt so oft geschüttelt worden. (Das mag wohl der Grund sein, warum viele Verordner von Tiefpotenzen das Dezimalsystem vorziehen.) Ansonsten unterscheiden sie sich nicht deutlich von den C-Potenzen. Für manche mag es auch

eine Beruhigung sein, daß erst ab D 23 die Avoga-
dro'sche Zahl überschritten wird, während das in der
Centesimalskala schon bei C 12 geschieht (das heißt,
ab C 12 oder D 23 kann kein Molekül des Ausgangsstoffes mehr in dem Arzneifläschchen vorhanden sein
- es sei denn durch Zufall!). *Hahnemanns* Nachfolger
begnügten sich dann auch nicht mehr mit der C 30.
Sie trieben die »Dynamisierung« immer höher, etwa
zur C 200, C 500, C 1.000 (oder eben D 200, D 500,
D 1.000). Tatsächlich gibt es Fälle, bei denen solch
hohe Potenzen angebracht sind, zum Beispiel, wenn
bei einer chronischen Erkrankung die C 30 eines homöopathischen Simillimums gut gewirkt hat, sich aber
später leichte Rückfälle einstellen. Dann setzt man-
cher erfahrene Homöopath gern eine C 200 und
eventuell noch eine C 1.000 dahinter.

Der Russe *Korsakoff* erfand sogar eine Methode, noch
weit höhere Potenzen herzustellen, da die *Hahnemann*'sche Methode ihre materielle und finanzielle
Grenze hatte. *Hahnemann* benutzte ja für jede neue
Potenzstufe, die er herstellte, eine neue absolut saube-
re Flasche (man nennt dies die »Mehrglasmethode«).
Nach seiner Methode braucht man also zur Aufbereitung einer C 1.000 tausend Fläschchen, die man entweder danach wegwerfen oder umständlich reinigen
und durch Aufkochen von ihrer homöopathischen
»Ladung« befreien muß. Korsakoff begnügte sich für
die ganze Prozedur mit einer einzigen Flasche. In dieser verdünnte er die Urtinktur im Verhältnis 1:100,
schüttelte, wie von *Hahnemann* vorgeschrieben, und
schleuderte dann mit einem kräftigen Schwung den

Inhalt aus der Flasche. Er rechnete sich aus, daß die Rückstände an der Glaswand etwa einem Tropfen entsprachen. Also füllte er erneut 99 Tropfen Alkohol dazu, schüttelte, wie beschrieben, und hatte damit die C 2. Diese schüttete er dann wieder mit einem kräftigen Schlag heraus, füllte wieder 99 Tropfen Alkohol in die Flasche, schüttelte und kam so zur C 3. So fuhr er fort bis zur C 30, C 200, C 1.000, C 10.000, C 100.000, ja sogar C 1.000.000 und noch höher. Man nennt dies die »Einglasmethode«. Wie bei diesen Verfahren die chemisch-physikalischen Verdünnungs-verhältnisse beschaffen sind, ist gar nicht so einfach zu bestimmen. Denn durch die Adhäsion bleibt ja immer etwas an der Flaschenwand hängen. Selbst wenn dieser materielle Rückstand des ursprünglichen Ausgangsstoffes von Potenzstufe zu Potenzstufe immer weniger wird, so geht doch die Verdünnung nicht so schnell vor sich wie bei der Mehrglasmethode. Man könnte damit rechnen, daß selbst in einer C 1.000 noch eines oder mehrere Moleküle des Ausgangsstoffes enthalten sind, obwohl das exakt rechnerisch nicht zu bestimmen ist. Da es aber bei den homöopathischen Arzneien nicht so sehr auf ihre Verdünnung, sondern auf ihre energetische Aufbereitung (schütteln, stoßen, reiben) ankommt, wirken auch diese Korsakoff-Potenzen ausgezeichnet, besonders ab C 30.

Immer wieder wird in kritischen Veröffentlichungen zur Homöopathie - ob sie nun von seriösen Autoren stammen oder in Boulevardblättern oder Fernsehsendungen dem Publikum vorgeführt werden - die Behauptung aufgestellt, die Homöopathen versuchten

ihre Kunst mit Verdünnungen, die absolut nichts bewirken könnten. Eine C 30 entspreche einer Verdünnung, die entsteht, wenn man einen Tropfen Pflanzensaft im Bodensee auflösen würde, eine C 200 gar,
wenn man einen Tropfen in den Ozean fallen lasse.
Bei einer Herstellung nach der *Hahnemann*'schen
Mehrglasmethode stimmen diese Vergleiche sogar -
was die Verdünnung anbetrifft. Völlig verschwiegen -
und deswegen fälschlich informiert - wird dabei, daß
es gar nicht so sehr um die Verdünnung geht, sondern
um die energetische Aufbereitung. Und *nur* durch
dieses Schütteln, Reiben oder Stoßen erhalten die homöopathischen Medikamente ihre Wirksamkeit. In
der Tat wären sie völlig wirkungslos, wenn dieser
Vorgang von Potenzstufe zu Potenzstufe fehlen würde. Man braucht dazu nicht einmal den Bodensee oder
den Ozean heranzuziehen. Wenn man einen Tropfen
Belladonna in eine Badewanne voll Wasser fallen lie
ße, einmal kurz umrührte und diese Mixtur dann als
Belladonna D 12 oder D 15 verkaufen würde, dann
würde man die Menschheit betrügen. Denn dieses
Gebräu würde nicht im geringsten heilende Kräfte
entfalten. Den Autoren, die immer wieder den Bodensee oder den Ozean bemühen, um den »Unsinn« der
Homöopathie zu demonstrieren, sei empfohlen, sich
entweder besser über die Homöopathie zu informieren, ehe sie mit ihrer Unkenntnis an die Öffentlichkeit
treten, oder - falls sie über diese Dinge Bescheid wissen - die Wahrheit nicht zu verschweigen und keinen
Betrug an der Öffentlichkeit zu begehen. Denen aber,
die die Homöopathie anwenden wollen, sei empfohlen, nur Arzneimittel von anerkannten, seriösen Fir

men zu verwenden, bei denen die Gewißheit gegeben ist, daß sie genau nach Vorschrift hergestellt sind.

Fassen wir noch einmal zusammen: Der Buchstabe hinter dem Arzneimittelnamen gibt an, in welchem Verdünnungsverhältnis jeweils ein Medikament hergestellt ist, die Zahl hinter diesem Buchstaben sagt aus, wie oft der Verdünnungs- *und* der Schüttelvorgang vorgenommen wurden. Angemerkt sei noch, daß manche homöopathischen Ärzte, besonders in Frankreich, statt »C« ein »CH« schreiben, wenn sie eine Centesimalpotenz nach der *Hahnemann*'schen Mehrglasmethode im Unterschied zur Korsakoff'schen Einglasmethode («CK») meinen.

Beispiele:

Belladonna D 6:
Verdünnungsverhältnis $1:10^6 = 1:1.000.000$
Schüttelvorgänge: 6
Belladonna C 6: (CH 6) (Mehrglasmethode)
Verdünnungsverhältnis $1:100^6 = 1:1.000.000.000.000$
Schüttelvorgänge: 6
Belladonna C 6 (CK 6) (Einglasmethode)
Verdünnungsverhältnis: unbestimmt
Schüttelvorgänge: 6
Belladonna LM VI
Verdünnungsverhältnis: $1:50.000^6 =$
1:15.625.000.000.000.000.000.000.000
Schüttelvorgänge: 6, jedoch jedesmal mindestens 100 Schüttelschläge = 600

Es soll hier nur kurz auf die uralte Frage eingegangen werden, wie und ob solche hohen »Verdünnungen« überhaupt wirken können. Wir haben ja schon gesehen, daß es sich bei diesen Arzneimitteln gar nicht nur um »Verdünnungen« handelt, sondern vor allem um eine energetische Erschließung des Ausgangsstoffes. Wer das übersieht oder übersehen will, veschließt sich den Zugang zur Homöopathie. Denn wenn man nur nach dem chemisch analysierbaren materiellen Inhalt fragt, lebt man geistig noch im 19. Jahrhundnert, in dem die Gesetze der klassischen Physik und Chemie galten. Inzwischen ist ein Jahrhundert ins Land gezogen, und besonders die Naturwissenschaft hat sich geradezu revolutioniert. Für einen Kybernetiker unserer Tage (Kybernetik = Wissenschaft von den Steuerungsvorgängen) ist es keine Schwierigkeit, die Wirkungsweise homöopathischer Arzneien zu verstehen. Ein Naturstoff enthält eine »Nachricht«, einen »Code«, an den Organismus. Diese Nachricht wird bei den Schüttelvorgängen aufgeschlossen und von Potenzstufe zu Potenzstufe weitergegeben wie von einer Matrize auf die andere. Offensichtlich muß diese Nachricht bei bestimmten Stoffen erst »entmaterialisiert« sein, um vom Funktionszentrum des Körpers »empfangen« zu werden. Das mag zunächst verwunderlich klingen, wird aber sofort verständlich, wenn man sich klarmacht, daß wir auf vielen anderen Gebieten bereits seit längerer Zeit entmaterialisierte Nachrichtengebung gebrauchen. Ganz selbstverständlich telegraphieren, telefonieren wir, hören Radio, sehen fern, steuern fern. Und das alles drahtlos, entmaterialisiert. Wenn eine Rakete im Weltraum einen anderen

Kurs steuern soll, gibt ihr die irdische Bodenstation eine Nachricht: Eine elektrische Welle wird durch ein Sendegerät mit der Nachricht befrachtet - die Welle wird moduliert - und die so auf die Reise geschickte Nachricht wird von dem Empfangsgerät der Rakete aufgenommen. Dieses gibt auf elektronischem Wege die Nachricht an das Steuerungszentrum der Rakete weiter, das dann die erhaltenen Befehle an die einzelnen Apparaturen weiterleitet, die sie ausführen. Niemand würde heute die Behauptung aufstellen, das alles sei nicht möglich, weil die elektrische Welle, die die Nachricht an die Rakete bringen solle, keine Materie enthalte. Bei homöopathischer Therapie handelt es sich um einen gleichen Vorgang; trotzdem aber stellen selbst anerkannte Wissenschaftler im Raum der Medizin immer wieder die Behauptung auf, Homöotherapie könne nichts nützen, da »zu wenig« oder »nichts« in dem Medikament enthalten sei. Wie wir schon sahen, ist nicht einfach »nichts« in einem homöopathischen Medikament vorhanden, sondern eine energetische Nachricht. Und genau dies brauchen wir, um in die Funktionen des Körpers eingreifen zu können, die sich durch materielle Dosen eben nicht oder nur zum Schaden beeinflussen lassen.

Freilich ist noch nicht ganz geklärt, um welche Art von Energie es sich dabei handelt, ob wir es also zum Beispiel mit molekularer, atomarer oder irgendeiner Art elektrischer Energie zu tun haben. Letzteres scheint mir aus mehreren Gründen das Wahrscheinlichste zu sein. Zunächst weiß man schon aus der Physik, daß durch Reiben etwa eines Bernsteins oder eines Glasstabes eine bestimmte Art von Elektrizität entsteht. Ein solcher Vorgang wird ja beim Potenzieren, beim Schütteln und Reiben der homöopathischen Medikamente ausgelöst. Zweitens weisen entsprechende experimentelle Ergebnisse überdeutlich darauf hin. Wer sich näher mit dieser Frage beschäftigen will, sei hier schon auf die diesbezüglichen Angaben im Literaturverzeichnis hingewiesen. Und drittens können durch die Akupunktur ähnliche Eingriffe in die Funktionen des Körpers vorgenommen werden, wobei es sich nachweislich - da elektrisch meßbar - um elektrisch-energetische Vorgänge handelt.

Es muß hier aber nachdrücklich bedauert werden, daß man an dieser Stelle mit den Forschungen noch nicht weiter ist. Das liegt zum größten Teil daran, daß die Ärzte und Heilpraktiker, die sich für die Homöopathie interessieren und sie ausüben, durch ihre Praxen völlig ausgelastet sind und keine Zeit für die Erforschung der theoretischen Grundlagen dieser Heilmethode haben. Wenn man tagtäglich die Wirksamkeit dieser Methode in der Praxis vor Augen geführt bekommt, benötigt man auch keine weiteren Erweise ihrer Richtigkeit. Von offizieller Seite aber wird leider gar nichts für die Homöopathie getan, im Gegenteil, man versucht, ihre Ausübung mehr und mehr zu behindern. Wenn man nur einen Bruchteil dessen, was für andere Zweige medizinischer Forschung ausgegeben wird, für die Homöopathie einsetzen würde, dann hätte man sicher schon längst mehr Klarheit über die Frage, welche Energie bei der Verabreichung homöopathischer Medikamente wirkt und auf welche Weise.

Auch die Arzneimittelindustrie, die sonst finanziell so viel in die Forschung steckt, tut verständlicherweise nichts für die Homöopathie, da diese eine ernsthafte Konkurrenz für sie ist. Wäre die Homöopathie offiziell anerkannt und gälte sie als selbstverständliche Medikamentation in unseren Breitengraden, dann würde der Umsatz der Arzneimittelindustrie erheblich zurückgehen. Niemand aber füttert die Konkurrenz groß. So müssen wir uns zur Zeit damit zufriedengeben, daß tagtäglich in den Praxen und am Krankenbett die Homöopathie ihre wunderbare Wirkung ohne Giftigkeit und Schädlichkeit unter Beweis stellt - eine Tatsache, die jeder erfahren kann, der es wagt, sie anzuwenden. Allerdings muß er es richtig machen.

Die Fallaufnahme und das Repertorisieren nach § 153 des »Organon«

Wie wird die Homöopathie nun richtig angewendet? Nach allem, was wir bisher gehört haben, ist das klar: *Man muß zu der Gesamtsymptomatik, die der Patient bietet, dasjenige Arzneimittel herausfinden, das die ähnlichste Symptomatik bei gesunden Menschen erzeugen kann.*

Das ist eine große Kunst (der Volksmund sagt: Kunst kommt von »Können«) und eine Riesenarbeit! In manchen Fällen, aber nicht allzu oft, wird es gelingen, auf Anhieb eine Übereinstimmung zwischen einem Arzneimittelbild und dem Bild, das ein Patient bietet, zu finden. Dazu gehört natürlich eine gute Kenntnis der homöopathischen Arzneimittelbilder. Aber in den meisten Fällen ist dazu ein bestimmtes Vorgehen nötig, das *Hahnemann* genau beschrieben hat. Man kann das in seinem »Organon« im Original nachlesen.

Zunächst einmal muß man den Patienten nach allen Regeln der Kunst untersuchen und eine Diagnose stellen. Letzteres ist schon deswegen unbedingt notwendig, um zu wissen, ob die Homöopathie überhaupt zuständig ist. Beispielsweise wird man ein gebrochenes Bein oder eine perforierte Appendix sofort chirurgisch versorgen und erst danach Homöopathie zur Förderung der Callusbildung oder Wundheilung einsetzen.

Die Diagnose ist auch prognostisch wichtig. Ein akut aufgetretenes, banales Fieber, etwa durch Erkältung verursacht, wird man tatsächlich heilen können. Bei fortgeschrittenen arthrotischen Veränderungen der Knie dagegen wird man nicht mehr ursächlich heilen, sondern nur noch Schmerzen lindern oder beseitigen können.

Auf keinen Fall jedoch darf der Name einer Krankheit (nach schulmedizinischen Normen) zum Aussuchen eines homöopathischen Medikaments benutzt werden. Denn es gibt keine Krankheiten, sondern nur erkrankte Menschen. Und jeder Mensch wird individuell krank. Und wenn Frau X, Frau Y und Frau Z »Grippe« haben, dann muß man nicht ein Medikament gegen Grippe finden und verordnen, sondern je eines für Frau X und Frau Y und Frau Z. Nur wenn die Symptomatik von Frau X, Frau Y und Frau Z haargenau übereinstimmte, würden alle drei dasselbe Mittel erhalten. Solch einen Fall wird man aber nur als seltene Ausnahme erleben.

Wir müssen uns also unbedingt einprägen, daß es bei der homöotherapeutischen Fallaufnahme nicht nur darauf ankommt, die Symptome einer Krankheit zu eruieren, sondern die individuellen Symptome des betreffenden, erkrankten Menschen. Wir müssen der Art und Weise seiner Reaktionen auf die Spur kommen. Die allgemeinen Erscheinungen »Fieber, Kopfschmerzen, Zerschlagenheit, Gliederschmerzen« würden bei Frau X, Frau Y und Frau Z keineswegs genügen, um ihr Heilmittel zu finden.

Frau X hat möglicherweise trotz hohen Fiebers keinen Durst, Frau Y dagegen sehr. Frau Z wiederum schwitzt, wenn sie zugedeckt ist, mag sich aber auf keinen Fall abdecken, weil sie sonst stark friert. Frau Y ist unruhig und wild, Frau X dagegen weinerlich und sanft, während Frau Z zornig und ausfallend werden kann. Bei Frau Z trat die Erkrankung nach einer Gartenparty an einem kühlen Abend auf, Frau Y hatte vorher ein Sonnenbad genommen und Frau X eine große Portion Eiscreme gegessen. Wenn die Dinge so lägen, müßte jede unbedingt ein anderes Mittel bekommen.

Wir stellen fest: Um diese individuellen Feinheiten herauszubekommen, brauchen wir in jedem Fall zunächst einmal die Gesamtheit der Symptome (Organon § 7). Je chronischer und schwieriger der Fall, desto gründlicher muß die Erfragung der Totalität der Symptome sein. Und noch einmal sei es gesagt: Es muß dabei um die Symptome des *ganzen* Menschen, bis hinein in seinen Geistes- und Gemütszustand, gehen und nicht nur um die irgendeiner Krankheit oder eines Syndroms.

Die wichtigste Arbeit bei der homöotherapeutischen Fallaufnahme ist daher eine eingehende Anamnese. Nur dabei kommt zu Tage, wie der Kranke von Jugend an reagiert hat und was für individuelle Erscheinungen immer wieder bei seinen Erkrankungen auftraten. Bei der Anamnese muß man eventuell auch diejenigen Personen befragen, die dauernd um den Kranken herum sind, weil es manche Eigenheiten gibt, die ihm selbst gar nicht auffallen oder die er gern verschweigen möchte. Und auch dies sei noch einmal gesagt: Die Gemüts- und Geistessymptome dürfen auf keinen Fall übergangen werden. Sie spielen oft sogar eine entscheidende Rolle bei der Mittelauswahl.

Natürlich kann man eine solche eingehende Anamnese nur schriftlich aufnehmen. Selbst wenn man ein so phänomenales Gedächtnis hätte, daß man in seinem Gehirn jede einzelne Angabe des Patienten wie in einem Computer speichern könnte, benötigte man bei der nächsten Konsultation alle diese Angaben wieder, schon um vergleichen zu können, was sich durch die Arzneigabe bei dem Patienten geändert hat. Das kann man nur mit Hilfe schriftlicher Aufzeichnungen bewerkstelligen. Viele homöopathische Behandler legen sich daher für jeden Patienten einen Fragebogen an, auf dem sie festhalten, was von Interesse ist.

Unbedingt gehören auf das Karteiblatt oder den Fragebogen neben den Angaben über die Untersuchungsbefunde und die vom Patienten geklagten Beschwerden noch folgende Rubriken:

Krankheiten der Vorfahren
Infektionskrankheiten
Impfungen
Operationen
Sonstige Erkrankungen in der Vorgeschichte, z.B. Hautausschläge, Furunkel, Lymphknotenschwellungen, Hepatitis usw.
Verletzungen

Medikamente und andere Behandlungen
Auslösende Ursachen der jetzigen Erkrankung,
z.B. Impfung, psychisch, physisch
Stimmung (Gemüts- und Geistessymptome)
Gedächtnis

Reaktionen auf Umwelteinflüsse, z.B. Kälte, Wärme,
   Wetter, Licht, Bewegung Lage, usw.
Appetit
Durst
Verlangen und Abneigungen
Stuhl
Urin
Schweiß
Schlaf
Traum
Sexus
Menses

Dazu kommen dann die lokalen Beschwerden, auch
alle möglichst genau beschrieben.

Man merke sich schon hier, daß in der Homöopathie
ein Symptom eigentlich nur dann von Wert ist, wenn
es folgendermaßen beschrieben werden kann:

1. Wo (Lokalisation) und wohin (z.B. Schmerz-
 ausstrahlung)
2 Wie (Empfindung, z.B. brennend, stechend usw.)
3. Seit wann und wann (Zeit des Auftretens)
4. Wodurch besser oder schlechter (z.B. Bewegung,
 Kälte, Wärme)

In der Homöopathie hat sich für diese nähere Beschreibung der Symptome der Begriff »Modalitäten« («Art und Weise des Auftretens«) eingebürgert. Je besser ein Patient die Modalitäten seiner Krankheitserscheinungen beschreiben kann, desto leichter ist das Auffinden des homöopathischen Mittels.

Aus all dem ist zu ersehen, daß richtig ausgeübte Homöotherapie zwei Vorbedingungen erfüllen muß, ohne die man nur wenig Erfolge sehen wird, die aber gerade ihre Stärke sind: Man braucht viel Zeit und Gründlichkeit, und man muß in einer sonst nicht gekannten Art und Weise auf die Individualität des Patienten eingehen. Bei der Anamnese darf und muß der Patient sich aussprechen, und gerade die »komischen« Erscheinungen an seiner Krankheit soll er erzählen.

Wir benötigen sie, um die Unterschiede in den Arzneimittelbildern herauszufinden, die für den Patienten in Frage kommen. Es ist da wie bei den Schlüsseln für Sicherheitsschlösser: Sie sind alle aus Metall, sehen alle ähnlich aus, aber im Bart sind die feinen Zacken verschieden. Und gerade auf diese feinen Zacken kommt es an, um das Schloß aufschließen zu können.

Darum muß bei der homöopathischen Behandlung nach der Fallaufnahme noch ein weiterer wichtiger, unbedingt erforderlicher Arbeitsgang erfolgen. Die Homöopathen haben ihm die Bezeichnung »Hierarchisierung der Symptome« gegeben, das heißt, aus der Gesamtheit der Symptome müssen die wichtigsten herausgeholt und nach dem Grad ihrer Wichtigkeit

geordnet werden. In einer »Hierarchie« (der Ausdruck ist aus der Nomenklatur der Geschichtsfor-
schung entlehnt und bedeutet »Priesterherrschaft«)
gibt es eine genaue Rangfolge der Herrschenden nach
Wichtigkeit und Würde. Und so ist es auch in der
Homöopathie. Bei dieser Ordnung der Symptome
muß das wichtigste an die Spitze gestellt werden und
die anderen müssen folgen nach dem Grad ihrer
Wichtigkeit.

Und auch für diese »Hierarchisierung«, diese Ordnung der Symptome, hat *Hahnemann* genaue Anwei-
sungen gegeben, und zwar im § 153 seines Organon.
Aus der Gesamtheit der Symptome müssen die
*»auffallenderen, sonderlichen, ungewöhnlichen und
eigentheitlichen (charakteristischen) Zeichen und
Symptome des Krankheitsfalles«* herausgeholt und
*besonders und fast einzig fest in's Auge gefaßt wer-
den«. »Denn vorzüglich diesen müssen sehr ähnliche
in der Symptomenreihe der gesuchten Arznei entsprechen, wenn sie die passendste zur Heilung sein soll«.*
Damit ist die Aufgabe umschrieben, die mit der
»Hierarchisierung« geleistet werden muß. Es geht um
die feinen Zacken des Schlüsselbartes. Viele der Symptome, die uns von einem Patienten geschildert werden oder die wir beobachten, werden allgemeine sein,
wie sie jeder hat. Über Kopfschmerzen, Fieber und
Zerschlagenheit wird jeder Patient bei Grippe klagen;
aber damit haben wir noch nicht den Schlüssel zu
seiner ihm eigenen Erkrankung. Er wird auch ein
paar, vielleicht nur ganz wenige, Symptome haben, die
nur ihm eigen sind und die die anderen 100 oder 1000

Grippepatienten nicht aufweisen. Und genau diese müssen wir aus der Totalität der Krankheitserscheinung herausfinden und zur Grundlage unserer Mittelwahl machen. Je sonderlicher, ungewöhnlicher und auffallender sie sind, desto wichtiger sind sie und müssen in der Hierarchie der Symptome an den obersten oder einen der obersten Plätze gestellt werden.

Manchmal genügt da schon ein einziges, ganz besonders auffallendes Symptom. Wenn es so sehr ins Auge fällt, daß es alle anderen einfach unwichtig werden läßt, kann man schon aufgrund eines solchen »Schlüsselsymptoms« die passende Arznei finden.

Hierzu ein Beispiel: Ein 72jähriger Mann hatte seit einem Jahr Schmerzen im linken Oberarm. Er hatte schon die Behandlung eines Hausarztes, zweier Fachärzte, einer Klinik und eines Rheumabades hinter sich mit den verschiedensten Diagnosen und entsprechenden Behandlungen, ohne daß dadurch etwas besser geworden war. Im Gegenteil: Er berichtete, daß der Schmerz immer schlimmer geworden sei, so daß er ihn nicht mehr ertragen könnte. Schmerzmittel halfen auch nicht mehr. Er hatte in Zeitschriften von den Erfolgen der Akupunktur gelesen und wollte unbedingt mit dieser Methode behandelt werden. Ungeduldig und mit schmerzverzerrtem Gesicht saß er da, hielt sich den linken Arm vor Schmerz und antwortet nur widerwillig auf die anamnestischen Fragen, die ihm gestellt wurden. Es war nichts aus ihm herauszubekommen. Er nahm auf der Liege Platz, setzte sich aber - während ich die Vorbereitungen für die Aku-

punktur traf - schon nach einer Minute wieder auf
und bewegte seinen Arm kräftig. »Was machen Sie
da?« fragte ich. Er antwortete: »Wenn ich still sitze
oder liege, wird der Schmerz so rasend, daß ich ver-
rückt werde. Nur wenn ich den Arm stark bewege,
läßt er etwas nach. Deswegen sind die Nächte für
mich am schlimmsten. Tagsüber stehe ich die ganze
Zeit im Schuppen und hacke mit dem linken Arm
Holz. Nur so kann ich es aushalten.« Mit diesen
Worten hatte er mir das Schlüsselsymptom für *Rhus
toxicodendron* geliefert. Ich quaddelte 1 ml *Rhus tox.
D 30* an beliebige Stellen des Oberarms. Als ich 10
Minuten später wieder nach ihm schaute, stand er im
Zimmer und machte Freiübungen mit seinen Armen,
um zu prüfen, ob noch irgendwo Schmerz zu spüren
sei. Aber er war wie weggeblasen. Glücklich versprach
er, sofort wiederzukommen, wenn ein Rückfall eintre-
ten sollte. Er hat sich aber nie mehr gemeldet.

Hier war das Auffällige und Besondere, das geradezu
Merkwürdige, daß die Schmerzen im Arm durch Bewegung, und sogar durch ständige Bewegung, nach-
ließen. Man sollte es eigentlich ganz anders erwarten.
Wenn er erzählt hätte, daß die Schmerzen sich bei
jeder Bewegung verschlechterten, dann wäre das sozusagen der Normalfall gewesen, aber bei ihm war es
entgegengesetzt, und das war das Besondere. Da spielt
es dann gar keine Rolle, welcher Name seiner Erkrankung von der Medizin gegeben wird - es waren ja
auch die verschiedensten Diagnosen gestellt worden -
wenn die richtige homöopathische Arznei gefunden
ist, dann wirkt sie auch. Es ist auch gleichgültig, ob sie

oral gegeben oder injiziert wird. In seinem Fall hieß das Schlüsselsymptom, das alle anderen an Wichtigkeit erblassen ließ: »Besserung durch fortgesetzte Bewegung«. Und das ist auch eines der wichtigsten und merkwürdigsten Symptome, das *Rhus tox.* bei der Arzneimittelprüfung hervorbringt. Darum war es hier indiziert. Es gibt noch ein paar andere Mittel, die ebenfalls dieses merkwürdige Symptom haben, aber keines so ausgeprägt wie *Rhus tox.*

Um sich zu informieren, welche Mittel bei solch einem Symptom in Frage kommen, muß man ein Repertorium aufschlagen. Das ist ein meist sehr umfangreiches Buch, ohne das man nur sehr schwer Homöopathie betreiben kann. Darin nämlich sind die Ergebnisse der Arzneimittelprüfungen, also die Symptome, die die einzelnen Arzneimittel bei der Prüfung an Gesunden hervorgebracht haben, unter Stichworten aufgezeichnet und geordnet. Während man in einer Arzneimittellehre unter dem *Namen* des betreffenden Mittels seine Symptome finden kann, sind im Repertorium unter dem Stichwort eines *Symptoms* alle Mittel aufgeführt, die dieses Symptom erzeugt haben. Es mag zwar einige wenige begnadete Menschen geben, die ein so ausgezeichnetes Gedächtnis haben, daß sie die ca. 120.000 Symptome, die homöopathische Arzneimittel hervorgebracht haben, alle behalten und jedem Mittel richtig zuordnen können. Diese würden kein Repertorium benötigen. Im allgemeinen aber kommt man ohne Repertorium nicht aus. (Siehe Literaturverzeichnis)

In unserem Fall - wenn man das *Kent*'sche Repertorium zu Rate zieht - sucht man zunächst das Stichwort »Gliederschmerzen«, dann die Abteilung »Modalitäten« und findet dabei die Rubrik »Bewegung« (Bd. II, Seite 560). Dort findet man einen Überblick über die Mittel, die Verschlimmerung oder Besserung von Gliederschmerzen bei Bewegung haben.

In unserem Fall kann man sogar noch genauer nachschlagen. Der Mann hatte seine Schmerzen ausschließlich im linken Arm. Nirgendwo sonst hatte er irgendwelche Schmerzen oder Beschwerden. Das ist auffällig. Wenn seine Erkrankung durch irgendeine mechanische Schädigung ausgelöst worden wäre, wie zum Beispiel einen früheren Knochenbruch oder eine andere Verwundung des linken Oberarms, dann wäre diese Lokalisation für die homöopathische Mittelwahl uninteressant. Aber da nichts dergleichen vorlag, ist es eine Sache, die zu seiner Individualität gehört. Warum sucht sich die Organisation seines Körpers über das Funktionszentrum, also über die »Lebenskraft« nach *Hahnemann*, ausgerechnet den linken Oberarm aus, um sich so schmerzhaft zu melden? Hier haben wir ein eigentheitliches Symptom. Wir können nun im Kent unter dem Stichwort »Gliederschmerzen« die Abteilung »Orte« aufsuchen, dort weiter suchen nach der Rubrik »Oberarm« und finden darunter die Seitenangabe »links« (II/575). Nur ein einziges Mittel ist dort aufgeführt: *Rhus tox.* Unter derselben Rubrik können wir noch aufsuchen »Bewegung bessert« und lesen auch dort, daß R*hus tox.* dabei ist (II/575). Wenn man nun in unserem Fall hierarchisiert und die eigentümliche Besserung durch Bewegung an die erste Stelle setzt und die Lokalisation »Oberarm links« an die zweite Stelle, sich dann beide Rubriken herausschreibt und miteinander vergleicht, dann findet sich nur ein Mittel, das in beiden Rubriken vorkommt. Also kommt nur dieses eine Mittel in Frage.

Leider sind nur wenige Fälle so leicht zu lösen wie der eben beschriebene. Im allgemeinen hat man es bei der Sichtung und Wertung der Symptome schwerer, besonders in chronischen Fällen. Aber das Vorgehen ist dabei im Grundsatz immer das gleiche, wie eben beschrieben. Dabei dient das Repertorium als eine Art schriftlicher Computer, in dem die Symptome der einzelnen Mittel und auch ihre Wertigkeit gespeichert sind. Beim Aufschlagen der eben angegebenen Stellen im *Kent* fiel uns auf, daß die Mittel in verschiedenem Druck aufgezeichnet sind. Dadurch wird ihre »Wertigkeit« angegeben, von der wir früher schon sprachen. Ist ein Mittel fettgedruckt, so hat es im *Kent*'schen Repertorium die Wertigkeit »3«, bei Schrägdruck geben wir ihm die Wertigkeit »2«, und bei normalem Antiquadruck erhält es die Wertigkeit »1«. (Es gibt aber auch Repertorien, die mit 4 oder nur mit 2 Wertigkeiten arbeiten.) Je höher die Wertigkeit, desto gewisser kann man das angegebene Symptom verwenden, das heißt, bei den Arzneimittelprüfungen an Gesunden und im klinischen Gebrauch ist dieses Symptom immer wieder bestätigt worden. Und nun muß man eine kleine Rechenarbeit leisten. Man schreibt sich die Rubriken der hierarchisierten Symptome heraus, vergleicht, welche Mittel dabei durchgehend oder sehr häufig vorkommen und zählt dann

ihre Wertigkeit zusammen. Das Mittel, das am häufigsten vorkommt und dessen Wertigkeit am höchsten
ist, setzt man als Heilmittel ein. Bei unserem eben
geschilderten Fall ist schon ohne langes Rechnen zu
sehen, daß es sich um *Rhus tox.* handelt.

Wir konstruieren nun ein anderes Beispiel, um dieses
Vorgehen einmal deutlich zu demonstrieren. Nehmen
wir an, Frau X liegt mit Fieber, Kopfschmerzen und
Abgeschlagenheit im Bett, dazu hat sie einen leichten
Durchfall. Außer diesen Allgemeinsymptomen fällt
noch folgendes auf: Die sonst so fröhliche und resolu-
te Frau ist seit ihrer Erkrankung sehr empfindlich und
zu Tränen geneigt. Während sie die Krankheitserscheinungen schildert, fängt sie zu weinen an. Obwohl sie bei 39° Fieber sehr heiß ist, steht neben ihr
auf dem Nachttisch ein Glas Fruchtsaft, von dem sie
noch keinen Schluck getrunken hat. Sie lehnt es auch
ab, davon etwas zu sich zu nehmen, weil sie keinen
Durst hat. Unter Schluchzen erzählt sie, daß sie sich
vorgestern an einer großen Portion Eiscreme verdor-
ben haben müsse, denn seitdem fühle sie sich krank.

Was haben wir hier für auffallende, individuelle
Symptome? Zunächst einmal die Weinerlichkeit!
Wenn Frau X immer schon diese Charakterzüge aufweisen würde, wenn sie also von Jugend auf »am Wasser gebaut« hätte, dann wäre das nicht so sehr interessant. Aber da sie sonst sehr fröhlich ist, zeigt uns ihre
jetzige Weinerlichkeit, wie stark die Krankheit sie bis
in ihr Innnerstes verändert hat. Also ein sehr wichtiges Symptom. Selbst beim Erzählen ihrer Krankheits-

erscheinungen weint sie schon! Diese Besonderheit ihrer Erkrankung können wir also an die erste Stelle der Symptomenhierarchie stellen! Als nächstes fällt auf, daß sie mit Bestimmtheit angeben kann, daß die Eiscreme die auslösende Ursache gewesen sein muß. Solche Dinge, wenn sie mit Sicherheit zu erfahren sind, haben ebenfalls einen hohen Grad von Wichtigkeit. Wir erinnern uns daran, daß Frau X auch Durchfall hat. Das können wir als Symptom Nr. 2 verwerten: »Diarrhoe nach Eisgenuß«. Und als drittes auffallendes Symptom nehmen wir die Durstlosigkeit während der Fieberhitze. So hätten wir also folgende Zusammenstellung:

1. a) Weinen während Fieber
   b) Weinen beim Erzählen ihrer
       Krankheitserscheinungen
2. a) Folge von Eisessen
   b) Durchfall nach Eisessen
3. Durstlosigkeit bei Fieberhitze

Und nun schlagen wir diese Symptome im *Kent*'schen Repertorium nach. Am besten benutzt man dabei ein Rasterschema, das dann wie folgt ausgefüllt wird:

	Acon.	Apis.	Bell.	Bry.	Calc.	Caps.	Cham.	Coff.	Cupr.	Graph.	Ign.	Ip.	Lyc.	Petr.	Plat.	Puls.	Spig.	Spong.	Stram.	Sulf.	Til.	Verat.
1a	3	1	3	1	1	2	1	1	1	1	1	1	2	2	1	3	2	3	2	1	1	1
b	–	–	–	–	–	–	–	–	–	–	–	–	–	–	–	3	–	–	–	–	–	–
2a	–	–	–	1	–	–	–	–	–	–	1	–	–	–	–	3	–	–	–	–	–	–
b	–	–	1	–	–	–	–	–	–	–	–	–	–	–	–	2	–	–	–	–	–	–
3	–	3	–	–	2	2	–	–	–	–	2	2	1	–	–	2	1	–	–	2	–	–

Dabei fällt *Pulsatilla* sofort als einziges in Frage
kommendes Mittel auf. Es kommt fünfmal, also immer, vor. Seine Wertigkeit beträgt 3 + 3 + 3 + 2 + 2 =
13. Man schreibt das dann so: 5/13. Sehen wir ver-
gleichsweise andere Mitel an: *Bryonia* kommt nur
dreimal vor, seine Wertigkeit beträgt, 3, also 3/3. Oder
Ipecacuanha 3/4. Oder *Capsicum* 2/4. Oder *Ignatia*
2/3, usw.

Wir haben also - um den Gang der Dinge noch einmal
zu beschreiben - im *Kent*'schen Repertorium das
Symptom 1a nachgeschlagen (I/145) und in das Sche-
ma alle Mittel eingetragen, die sich unter der Rubrik
»Weinen während Hitzestadium im Fieber« finden.
Da wir dieses Symptom als das allerwichtigste her-
ausstellten, muß das Heilmittel eines von diesen sein.
Wir notieren im Schema die Wertigkeiten. Dann
schlagen wir 1b nach (I/145): »Weinen, wenn sie von
ihrer Krankheit erzählt«, und schreiben in die zweite
Zeile die aus dieser Rubrik passenden Mittel in ihrer
Wertigkeit dazu. Jetzt kommt 2a. Wir finden es in
I/513. Symptom 2b ist in III/606 nachzuschlagen,
Symptom 3 in III/438. Wenn alles in das Rastersche-
ma eingetragen ist, zählt man das Vorkommen der
Mittel zusammen, danach die jeweilige Wertigkeit.
Das Mittel, das die höchsten Werte in beiden Fällen
hat, ist das Heilmittel. In unserem - sehr einfachen -
Fall gibt es keinen Zweifel: *Pulsatilla* sticht deutlich
heraus, und alle anderen Mittel haben so geringe
Werte, daß sie nicht in Frage kommen. In komplizier-
ten Fällen, bei denen zwei oder drei Mittel gleiche
oder ähnliche Werte haben, muß man sich fragen, ob
man nicht irgendwelche auffallenderen, eigentheitli-

chen Symptome übersehen hat, die dann für die Entscheidung das Zünglein an der Waage spielen. Am besten liest man in einer guten Arzneimittellehre die in Frage kommenden Mittel noch einmal durch. Die Einzelheiten über dieses Verfahren lassen sich auch im Vorwort zum *Kent*'schen Repertorium noch einmal nachlesen. Überhaupt ist es von höchster Wichtigkeit, sich mit dem Aufbau des betreffenden Repertoriums, das man zu benutzen gedenkt, eingehend vertraut zu machen, damit man weiß, wo die Dinge zu finden sind, die man sucht.

Dies ist natürlich nur ein Weg, zum Simillimum zu kommen, aber es ist der bewährteste. Es kommt ja darauf an, zu der Gesamtsymptomatik des Patienten das ähnlichste Mittel zu finden, und zwar zu seinen auffallenderen, ungewöhnlichen, sonderlichen, eigentheitlichen, charakteristischen Symptomen in erster Linie. Wer ein Gehirn wie ein Computer hat, kann die ganze Prozedur ja im Kopf machen. Andere schreiben sich die ganzen Symptomenrubriken heraus und lösen die Aufgabe visuell. Dabei hat es sich eingebürgert, da man beim Herausschreiben die Verschiedenheiten des Drucks nicht nachmachen kann, daß man die einwertigen Mittel mit kleinen Anfangsbuchstaben, die zweiwertigen mit großen Anfangsbuchstaben und die dreiwertigen überhaupt mit großen Buchstaben schreibt. In unserem eben beschriebenen Fall sähe das so aus (I/145):

1 a)   ACON., apis., BELL., bry., calc., Caps., cham.,
       coff., cupr., graph., ign., ip., Lyc., Petr., plat.,
       PULS., Spig., SPONG., Stram., sulf., til., verat.

1 b)   Kali-c., Med., PULS., SEP.

Und so geht es weiter, bis alle Rubriken herausge-
schrieben sind. Dieses Verfahren des Herausschrei-
bens und visuellen Vergleichens ist zwar mühsam, hat
aber den Vorteil, daß man nicht abhängig von den
Mitteln des ersten Symptoms ist. Wenn man sich beim
Hierarchisieren vertan hat und ein falsches Symptom
an die erste Stelle setzte, kann es beim Verfahren des
Rasterschemas sein, daß ein oder mehrere Mittel gar
nicht ins Blickfeld geraten. Beim Herausschreiben der
Rubriken könnte dieser Fehler nicht so leicht unter-
laufen.

Nachdem wir nun den Fall der Frau X homöopathisch unter die Lupe genommen haben, sollen nun
auch die »grippalen Infekte« der Frau Y und Frau Z,
die vorhin kurz beschrieben wurden, auf die gleiche
Weise betrachtet werden. Sie liegen ebenfalls mit den
üblichen Grippeerscheinungen im Bett: Fieber, Kopf-
und Gliederschmerzen, Abgeschlagenheit. Frau Y
weist aber als individuelle Symptome noch folgende
auf: Sie hat starken Durst während des Fiebers, sie ist
wild und unruhig, und sie bekam ihre Erkrankung
nach einem Sonnenbad. Auch hier ist es am besten,
das Gemütssymptom an die erste Stelle zu setzen -
vorausgesetzt, daß die Wildheit und Unruhe während
des Fiebers auftraten und nicht immer schon zu Frau

Y gehörten. Nur wenn die Erkrankung das Gemüt wirklich verändert hat, sind diese Symptome so wertvoll, daß man sie an die oberste Stelle der »Hierarchie« stellen darf. Als zweite, auffallende Sache an dem Fall Y wäre die auslösende Ursache zu nennen. Nicht jeder bekommt nach einem Sonnenbad einen »grippalen Infekt«. Und so bliebe als drittes individuelles Symptom der Durst während der Fieberhitze. Dies ist zwar schon kein sehr auffälliges Symptom mehr, da es beinahe der Normalfall ist, daß jemand in der Fieberhitze durstig ist. Vielleicht aber ist es wenigstens das dritte Stuhlbein für den Hocker, der ja bekanntlich mindestens drei Beine haben soll. Wir schlagen also im Kent nach:

1. Wildheit (I/148). Wir sehen dabei, daß es die Rubrik »Wildheit während Fieber« nicht gibt. Wir müssen uns mit der einfachen Angabe »Wildheit« begnügen. Folgende Mittel sind da verzeichnet:

acon., ant.t., bapt., **bell.,** calc.p. camph., canth., croc., cupr., hyos., med., mosch., **op.,** phos., ph-ac., Stram., Verat.

Vorsichtshalber schauen wir noch unter der Rubrik »Unruhe« nach (I/110) und erfahren, daß sie unter dem Stichwort »Ruhelosigkeit« geführt wird. Und dort finden wir sogar eine Abteilung »Ruhelosigkeit während Hitzestadium im Fieber« (I/84). Sie enthält folgende Mittel:

Acon., am-c., ant. t., Arn., ARS., atro., bapt., Bar-c., **BELL.,** calc., caps., Carb-v., Cham., chin., chin-a., Chin-s., cina., con., cub., Ferr., Ferr-ar., ferr-p., Gels., hyper., Ip., kali-ar., lachn., Lyc., mag-c., mag-m., merc-c., mosch., Mur-ac., **op.,** plan., **PULS.,** rheum., RHUS-T., rhus-v., sabin., sec., spong., staph., stram., Sulf., thuj., valer.

2. Folge von Sonnenbestrahlung (I/523):

Agar., ANT-C., Arg-m., Bar-c., **Bell.,** brom., Bry., cadm., calc., Camph., Carb-v., clem., Euphr., gels., GLON., graph., ign., ip., jod., Kalm., Lach., Lyss., mag-m., NAT-C., NAT-M., Nux-v., **Op.,** Psor., **PULS.,** Sel., stann., sulf., Valer., zinc.

3. Durst während Hitzestadium im Fieber (III/440):

ACON., All-c., Aloe., am-m., Anac., Ang., anthr., ant-c., arn., ARS., arum-t., **BELL.,** berb., BRY., cact., calad., Calc., Canth., Caps., carb.-s., Cedr., Cham., Chin., chin-a., Chin-s., cina., cist., clem., Cocc., Coff., colch., Coloc., Con., cop., cor-r., Croc., crot-h., cur., Elat., EUP-PER., ferr., Gels., graph., Hep., Hyos., ign., Ip., Kali-ar., Kali-c., kali-p., Lach., Lyc., mag-c., mag-m., med., NAT-M., NUX-V., **op.,** Phos., Podo., Psor., **Puls.,** Pyrog., Ran-s., rhod., Rhus-t., Sec., sep., Sil., spong., stann., staph., Stram., Sulf., tax., Thuj., TUB., valer., verat.

Wenn wir nun diese Rubriken studieren, stellen wir fest, daß nur zwei Mittel durchgehend durch alle vorhanden sind, nämlich *Belladonna* und *Opium*. Läßt man die allererste Rubrik, die »Wildheit« außer acht, dann fällt noch ein drittes Mittel sehr wertstark auf: *Pulsatilla*. (Ich habe sie der Deutlichkeit wegen hier fett hervorgehoben.) *Pulsatilla* hat jedoch den Nachteil, daß es in der ersten, allerwichtigsten Rubrik nicht dabei ist. Darum können wir es in unserem Fall wieder aussondern. Wenn wir nun die Wertigkeit errechnen, dann ergibt sich für *Belladonna*: $1 + 2 + 2 + 3 = 8$. *Opium* $1 + 1 + 2 + 1 = 5$. Selbst wenn wir die nur vorsichtshalber eingesehene Rubrik »Ruhelosigkeit während Hitzestadium im Fieber« weglassen, ergibt die Rechnung für *Belladonna* immer noch 6 und für *Opium* 4. Schreiben wir das Ergebnis in Form unseres vorhin erwähnten Bruches (Vorkommen/Wertigkeit) nieder, dann sähe es für *Belladonna* so aus: 4/8 (bzw. 3/6) und für *Opium* 4/5 (bzw. 3/4). Frau Y muß also *Belladonna* verschrieben bekommen.

Frau Z weist als individuelle Symptome auf: Zorn und Ausfälligkeit, Folge vom Sitzen im Kalten, mag sich bei Schweiß und Fieber nicht aufdecken, weil sie sonst friert. Hierbei ist vorzuschlagen, daß man das letztere Symptom beim Hierarchisieren an die zweite Stelle setzt, weil es sehr auffallend ist. Man könnte es sogar an die erste Stelle setzen. Wir sind ja sicher, daß eines der Mittel, die dieses Symptom haben, das Mittel für Frau Z sein muß. Und da uns ein Blick in den Kent belehrt, daß die Rubrik »Zorn« (I/150) sehr groß ist und es keinen Abschnitt »Zorn während Hitzestadium im Fieber« gibt, ist es einfacher, das Symptom »Abneigung gegen Entblößen während Fieber« und noch genauer »Frösteln durch Entblößen während Fieber« an die erste Stelle zu setzen. Wir schlagen also zunächst II/52 auf und finden dort, was wir suchen. Das Symptom »Frösteln durch Entblößen während Fieber« hat folgende Mittel:

acon., agar., Apis., ARN., bar-c., Bell., Calc., carb-an., cham., CHIN., Chin-s., NUX-V., Psor., pyrog., RHUS-T., sarr., scil., Sep., Tarant., TUB.

Das zweite Symptom - Zorn, Reizbarkeit, Ausfälligkeit während Fieber - finden wir in I/150 nicht. Aber schon ein Blick auf die Rubrik »Zorn, Ärger« zeigt uns, daß nur ein Mittel von denen, die bei Symptom Nr. 1 dreiwertig vorkamen, auch hier dreiwertig zu finden ist: NUX-V. Vorsichtshalber sehen wir noch bei der Rubrik »Reizbarkeit während Hitzestadium im Fieber« (I/80) nach. Auch dort finden wir *nux-v.* zweiwertig. Nun kümmern wir uns noch um das dritte Symptom. Das Sitzen im Kalten löste die Krankheit aus, infolgedessen müssen wir I/504 aufschlagen, wo wir die Rubrik »Nach Kaltwerden schlechter« finden. Wir können auch I/503 benutzen und die Rubrik »Kaltwerden des ganzen Körpers verschlechtert« durchschauen. In beiden finden wir NUX-V. dreiwertig. Es hätte den Wert 3/9, den für den Fall von Frau Z kein anderes Mittel erreicht.

So kommt man mit Hilfe des *Kent*'schen Repertoriums zum passenden Mittel. Entweder trägt man die

Rubriken der hierarchisierten Symptome in eine Tabelle ein, oder man schreibt die Rubriken heraus und vergleicht oder - wenn man schon etwas Übung hat und die Rubriken nicht allzu groß sind - man vergleicht einfach visuell.

Andere benutzen für die Repertorisation ein Lochkartensystem, von dem ich aber später noch berichten werde.

Die wichtigste Aufgabe jedoch bleibt in jedem Fall, die Symptome nach § 153 des Organon herauszufinden. Je deutlicher diese vorhanden sind, desto leichter wird der Fall zu heilen sein. Was für Symptome können da in Frage kommen?

Da wären zunächst die »*Schlüsselsymptome*« (»*Keynotes*«), von denen wir schon gesprochen haben. Man ist im »homöopathischen Himmel«, wenn man auf solch ein Symptom bei einem Patienten trifft. Im Repertorium sind sie daran zu erkennen, daß nur ein oder höchstens zwei Mittel, und diese möglichst auch noch im Fettdruck, für dieses Symptom verzeichnet sind. Zum Beispiel »Furcht vor eingebildeten Tieren«: BELL. (I/42), »sagt die Todesstunde voraus«: ACON., arg. n. (I/75), »Sentimentale Stimmung bei Mondschein«: ANT. C. (I/14), »Trunksucht vor den Menses«: SEL. (I/108), »Beschwerden nach angenehmen Überraschungen«: COFF. (I/108), »Schwindel weckt ihn nachts aus dem Schlaf«: NUX. V. (I/154), »Hitze im Kopf durch Musik«: AMBR. (I/92), »Kopfschmerz nach Genuß von Eis«: Ars., PULS.

(I/246), »Schlaflosigkeit nach geistiger Überanstrengung«: NUX. V. (I/382), »Chorea während der Menses«: ZINC. (I/411), »Erbrechen bei Masern«,
ANT. C., (III/457), »Übelkeit durch Gerüche des
eigenen Körpers«: SULF. (III/477). Trifft man solch
ein Symptom an und wird es deutlich und mit Bestimmtheit von dem Patienten angegeben, dann erüb-
rigt sich alles Hierarchisieren und Repertorisieren,
denn das Simillimum ist gefunden. So heilte einmal
eine hartnäckige, seit Jahren unbeeinflußbare Ge-
sichtsakne bei einer 23jährigen Dame schlagartig auf
eine Gabe *Antimonium crudum* C 200 aus. Durch
einen Zufall waren wir bei der Fallaufnahme während
der Befragung über ihre Stimmungen darauf gekommen, daß sie bei Mondschein immer »fürchterlich
sentimental« wurde. Da sie zudem eine dick weiß
belegte Zunge hatte (III/253) und an Verdauungsstö-
rungen nach sauren Speisen litt (I/515), war die Mittelwahl nicht schwer.

Oft kann auch die *auslösende Ursache*, die »Causa«, -
wenn sie bekannt ist - zu einer schnellen Lösung eines
Falles führen. Das ist logischerweise bei akuten Zuständen häufiger der Fall als bei chronischen, doch
können auch hier jahrelang zurückliegende Ursachen
noch für die Mittelwahl von Bedeutung sein. Im Repertorium finden wir die entsprechenden Rubriken
unter den Stichworten: »Folge von« oder »schlechter
durch« oder »Beschwerden durch«. Hierbei ist zu
beachten, daß nicht nur physische Einwirkungen auf
den Menschen Erkrankungen auslösen können
(physisches Trauma), sondern auch seelische (psy-

chisches Trauma). Also nicht nur Nässe, Kälte, Wärme, Lebensmittel, Impfungen, Säfteverluste, sondern auch Kummer, Ärger, Zorn, Angst, Schreck usw. kommen als Ursache in Frage. Und immer, wenn die Causa sicher zu bestimmen ist, müssen wir ihr den ersten Platz in der Hierarchie der Symptome zuordnen. Oft hat sie sogar den Rang eines Schlüsselsymptoms. Hierher gehören *Arnica*: Prellung, Fall, Stoß mit Bluterguß, auch bei Erschütterung des Rückgrats und des Kopfes (I/453; II/143; II/315); *Rhus. tox.*: Zerrung, Verrenkung (II/552; II/480); *Ruta*: Verletzung der Knochen, besonders der Knochenhaut (I/453) usw. oder die Impffolgemittel *Silicea, Sulfur* und *Thuja* (I/503) oder *Arsenicum album* als Mittel nach Genuß verdorbener Lebensmittel (I/513, 516) oder *Nux vomica* als altbekanntes Standardmittel bei Arzneimittelmißbrauch, aber auch *Ignatia* und *Natrium muriaticum,* wenn Kummer oder Schreck die auslösende Ursache waren (I/66, 87) usw. Die entsprechenden Rubriken im *Kent* enthalten oft schon mehrere Mittel, und da muß dann eben genau hierarchisiert und repertorisiert werden.

Eine besondere Stellung innerhalb dieser »Causa-Mittel« nimmt *Sulfur,* der homöopathisch aufbereitete Schwefel, ein, der unter die großen Reaktionsmittel einzureihen ist (I/437). Wenn wir es mit einem »*Unterdrückungssyndrom*« (vgl. A. Braun, Methodik, S. 90) zu tun haben, ist es fast immer das Mittel der Wahl. Mit dem Begriff Unterdrückungssyndrom versucht man einen Zustand zu beschreiben, der oft dann auftritt, wenn eine von der Natur geplante Reaktion des Körpers durch äußere Einwirkung unterdrückt wurde und auf diese Weise nicht zum Zuge kommen konnte. Gewisse Krankheitserscheinungen sind ja nichts anderes als Heilreaktionen, wie zum Beispiel Fieber, Erbrechen, Durchfall, Schweiß usw. Das Steuerungszentrum hat sie ausgelöst, um einen Reglerausgleich zu schaffen, beziehungsweise das Gleichgewicht nach ihrer Wirkung wieder herzustellen. Wird solch eine Reaktion unterdrückt, kann es zu unangenehmen Zuständen kommen. Die Patienten können dann sehr oft genau angeben, von wann ihre Störung datiert: »Seit meiner letzten Grippe, meinem Durchfall, meinem akuten Hautausschlag geht es mir so und so.« Man braucht dann nur noch zu fragen, ob und mit welchen Mitteln die damalige Erkrankung behandelt wurde, und man steht meist vor einem Unterdrückungssyndrom. Wenn man sich dessen sicher ist, braucht man nicht mehr zu hierarchisieren und zu repertorisieren, denn dabei kommt sowieso nicht viel heraus, weil es sich ja um eine Kunstkrankheit handelt. Man gibt in diesem Fall eine Gabe *Sulfur* C 200 oder ein Fläschchen *Sulfur* LM XVIII. Es gibt drei verschiedene Möglichkeiten der Unterdrückung:

1. durch allopathische Medikamente (die häufigste),
2. durch chirurgische Eingriffe (z.B. Verschließen einer Fistel),
3. durch zufällige Umwelteinflüsse, wie zum Beispiel emotionelle, klimatische usw. Bei der zweiten und dritten Möglichkeit ist *Sulfur* nicht mehr allein Trumpf, sondern da kommen auch andere Mittel mit in Betracht, zum Beispiel bei Unterdrückung

von Fußschweiß *Silicea*. Meist reagieren die Patienten auf diese homöopathischen Arzneigabe mit einem kräftigen Ausstoß von Toxinen für kurze Zeit, zum Beispiel einem Schnupfen, einem Durchfall, einem Hautausschlag. Solche Reaktionen darf man dann auf keinen Fall unterbrechen, sonst greift man abermals fälschlich in einen natürlichen Vorgang ein.

Hier ein Beispiel für ein typisches Unterdrückungssyndrom: Es erscheint ein 8jähriges Mädchen mit seiner Mutter in der Sprechstunde. Man hört ihren Eintritt ins Wartezimmer schon von weitem, denn ein lauter, hackender Husten füllt die Räume. Diesen Husten soll die Homöopathie heilen. Er besteht schon seit ihrem 3. Lebensjahr, und nichts hat ihr bisher geholfen. Lungenfachärztlich liegt absolut kein Befund vor. Niemand kann sich diesen Dauerhusten erklären, der ab und zu durch »Erkältungen mit Fieber« unterbrochen wird. Sie hat dieses Hustens wegen schon Schwierigkeiten in der Schule, da Lehrer und Mitschüler sich beim Unterricht gestört fühlen. Bei der Anamnese erinnert sich die Mutter, daß das Kind in den ersten beiden Lebensjahren dauernd »Hautgeschichten« hatte, die dann aber durch eine energische Salbenkur endlich verschwanden. Seitdem aber habe sie die Husterei. Sie erhielt ein paar Kügelchen *Sulfur C 200*. Von da an hatte die Klasse beim Unterricht Ruhe. Ein Jahr später traf ich den Vater, der freudig erklärte, daß die Familie schon lange auf eine Erkältung der Tochter warte, aber trotz aller klimatischen Belastungen sei keine mehr aufgetreten.

Hier hätte es nicht viel Sinn gehabt, den Husten in seinen Modalitäten zu repertorisieren, denn hier gab es nur einen Schlüssel zum Schloß: die Unterdrückung! Solche Fälle sind bei der heute üblichen scharfen Medikamentation der Allopathie (Antibiotika, Cortison), bei der oft mit Kanonen auf Spatzen geschossen wird, sehr häufig. Man muß daher bei der Fallaufnahme darauf achten, daß man eine solche Unterdrückung nicht übersieht. Es sei angemerkt, daß manchmal in solch einem Fall der ursprüngliche Zustand, wie er vor der Unterdrückung bestand, wieder erscheint. Man muß dabei, wenn *Sulfur* ausgewirkt hat, danach das passende Simillimum repertorisieren.

Um zu zeigen, daß solche Unterdrückung sogar Auswirkungen psychischer Art haben kann, sei hier noch ein Beispiel angeführt, bei dem *Sulfur* allerdings keine Rolle spielt.

Eine 60jährige Dame kommt wegen ihrer »Depressionen« in die Sprechstunde. Sie müsse bei jeder Gelegenheit weinen und habe dauernd traurige Gedanken. Während sie das erzählt, weint sie auch. Nur wenn sie spazierengehe, sei es etwas besser. Bei genauerer Betrachtung des Gesichts fallen rechts und links der Nase je ein roter Fleck auf. Auf Fragen antwortet sie, das sei nur ein kleines Ekzem, und sie habe von ihrem Arzt eine gute Salbe bekommen, die es in Schach halte. Es war eine corticoidhaltige Salbe. » Wie lange haben Sie das Ekzem schon?« »3 1/2 Jahre.« »Und wie lange benutzen Sie die Salbe schon?« »3 1/2 Jahre.« »Seit wann sind sie depressiv?« »Seit etwa 3

Jahren, und es wird immer schlimmer!« Sie erhielt *Pulsatilla* LM XVIII und striktes Verbot der Salbe. Schon nach 14 Tagen erschien sie wieder. Ihr Gesicht war total mit einem dickkrustigen Ausschlag bedeckt, der schon im Abheilen war. Sie habe viel ausstehen müssen, sagte sie, aber sie sei eisern gewesen und habe die Arznei weiter genommen. Frage: »Weinen Sie noch?« »Nicht eine Träne! Als der Ausschlag herauskam, war ich wieder der fröhlichste Mensch.« Vier Wochen später war der Ausschlag völlig verschwunden. So werden heutzutage künstlich - durch Allopathie - Krankheiten gesetzt und - durch Homöopathie geheilt.

Kommen wir nun zu weiteren auffallenden, ungewöhnlichen eigentheitlichen, sonderlichen Symptomen. Da gibt es die *»Als-ob«-Symptome* (»As-if-Symptome«). Es handelt sich dabei um Sinnestäuschungen. Die Patienten haben dabei Empfindungen an oder in bestimmten Körperregionen oder Organen, obwohl dort klinisch kein Befund vorhanden ist. Zum Beispiel »Gefühl, als ob ein Haar auf der Zunge wäre«, »Gefühl, als ob ein Kloß im Hals säße«, »Gefühl, als ob der Magen hüpft«, »Gefühl, als ob eine Ratte das Bein hinaufläuft«, »Gefühl, als ob sich ein Fremdkörper im Bauch bewegt« usw. Wir finden diese Symptome im Repertorium unter der Rubrik »Empfindungen«, die nicht nur als allgemeine Rubrik vorkommt, sondern jeweils auch bei den entsprechenden Körperregionen. Auch im Bereich des Gemüts gibt es ähnliche Symptome, die im Kent unter der Rubrik »Wahnideen« zu finden sind. Dabei handelt es sich nicht um Halluzinationen echt Gemütskranker, sondern um Sinnestäuschungen, die dem Patienten zu Bewußtsein kommen. Immer, wenn wir solche Symptome finden, werden wir ihnen einen hohen Rang beim Hierarchisieren zuordnen. Leider genieren sich die Patienten meist, solche Dinge zu erzählen, so daß man sie oft erst nach einigen vergeblichen Arzneiverordnungen erfährt.

Dann gibt es die »*paradoxen Symptome*«, die als unlogisch auffallen, zum Beispiel: Starke Zahnschmerzen werden besser durch Kauen, Stuhlverstopfung bessert das Befinden, körperliche Anstrengung bessert, usw.

Auch die »*Wechsel-Symptome*« können hier genannt werden. Hierbei wechseln sich bestimmte Zustände immer in der gleichen Reihenfolge ab. Der Patient klagt entweder über das eine oder das andere, zum Beispiel Hämorrhoidenbeschwerden wechseln mit rheumatischen Gliederschmerzen, Magenschmerzen mit rheumatischen Gliederschmerzen oder Asthma mit Hautausschlägen usw. Auch Gemütssymptome können mit körperlichen abwechseln: Benommenheit wechselt mit Krämpfen oder Fröhlichkeit mit Herzklopfen. Man findet diese Angaben im Repertorium jeweils unter dem Stichwort »abwechselnd«.

Auch *periodische Symptome* können manchmal in die erste Reihe bei der Hierarchisierung rücken, wenn sie wirklich eindeutig periodisch sind und nicht als »ungefähr« vom Patienten angegeben werden. »Kopfschmerz jeden 10. Tag« wäre zum Beispiel sogar ein

Schlüsselsymptom für Lachesis (I/260). Im *Kent* findet man eine Allgemeinrubrik »Periodizität« (I/490) und eine entsprechende Rubrik bei einigen Lokalbeschwerden wie Kopfschmerz, Zahnschmerz usw.

Ebenfalls wichtig können sogenannte »*Begleitsymptome*« (Concommittants) werden. Sie scheinen mit dem geklagten Hauptleiden eines Patienten gar nichts zu tun zu haben und sitzen an einer ganz anderen Stelle (unter anderem auch im Gemüt), so daß man keine Zusammenhänge zu erkennen glaubt. Wenn beispielsweise eine Patientin wegen ihrer Magenbeschwerden zur Behandlung kommt, die sich vor allem darin äußern, daß sie keine schweren und fetten Speisen verträgt, und sie erzählt nebenbei, daß sie jeden Abend Schmerzen in der Ferse hat, dann wäre der Fall leicht gelöst. Die abendlichen Fersenschmerzen scheinen mit der chronischen Gastritis überhaupt nichts zu tun zu haben, für den Homöotherapeuten aber sind sie ein typisches Begleitsymptom von hohem Wert. III/493 und II/612 wären im Kent aufzuschlagen, und nur *Pulsatilla* käme in Frage. Begleitsymptome treten also zeitlich gemeinsam und örtlich verschieden vom Hauptleiden auf.

Auch *Abneigungen und Verlangen* zum Beispiel bestimmter Speisen und Getränke können manchmal zu Symptomen nach § 153 werden.

Ein 13jähriger Junge kam wegen einer Schuppenflechte in Behandlung, die fachärztlicherseits mit Cortison-Salben am Körper in Schach gehalten wurde, sich aber auf der Kopfhaut zu verheerendem Ausmaß entwikkelt hatte. Schon bei Eltern und Großeltern war Psoriasis vorhanden gewesen, aber bei ihm war die Krankheit nach der Pockenschutzimpfung mit 12 Jahren ausgebrochen und hatte von einer Impfpustel ihren Ausgang genommen. Er erhielt zunächst eine Gabe *Variolinum C 200* und striktes Salbenverbot, worauf eine starke Erstverschlimmerung auftrat. Erst bei der zweiten Konsultation kam durch Zufall heraus, daß er Salz löffelweise essen mochte und konnte. Darauf erhielt er *Natrium muriaticum C 200*, und die Schuppenflechte verschwand völlig. Merkwürdigerweise gab es ein halbes Jahr später bei einem Ferienaufenthalt an der See mit vielem Baden einen kleinen Rückfall, worauf er *Natrium mur. C 1000* erhielt. Seit drei Jahren ist er nun ohne Hautbefund. Auch die Salzgier hat sich völlig gegegeben. Ob man allerdings von einer endgültigen Heilung sprechen kann, bleibt dahingestellt, da bei dieser Krankheit ja nach Jahren oder sogar Jahrzehnten wieder Schübe auftreten können. Verlangen nach Salz findet man im Kent III/485, Seeluft verschlechtert I/511.

Ebenso können auch die *Modalitäten* manchmal wegweisend für die Mittelwahl sein und zu ranghohen Symptomen werden.
Als unsere Kinder Masern hatten, fing eines immer kurz nach Mitternacht mit der Husterei an, die fast genau bis 1 Uhr dauerte. Nachdem das zwei Nächte lang so gewesen war, erhielt es *Drosera C 30* (III/357), und alle weiteren Nächte hatten wir Ruhe. Modalitäten können auch ausschlaggebend sein für die Wahl

eines Mittels für Fehlzustände im psychischen Bereich.

Ein junger erfolgreicher Kaufmann hatte ein einwöchiges Verkaufstraining mitgemacht, bei dem sehr intensiv gearbeitet wurde und sogar Selbsthypnose von den Teilnehmern verlangt wurde. Nachts wurde heftig diskutiert und fast nicht geschlafen. Danach erlitt er einen Zusammenbruch, wurde apathisch und teilnahmslos und weinte fast dauernd, besonders wenn er angesprochen wurde. Dieser Zustand wurde durch plötzliche Zornes- und Mißtrauensausbrüche unterbrochen. Das Schlimmste aber war, daß er seit 14 Tagen, also seit Beginn seiner Krise, nicht eine Minute schlafen konnte. Selbst schwere Schlafmittel halfen nichts. Er wurde von seiner Braut und einem Freund, der Anhänger der Homöopathie war, in die Praxis gebracht. Er weigerte sich, irgendwelche Fragen zu beantworten. Und ich weigerte mich, ihn zu behandeln, und forderte die Begleitpersonen auf, ihn zu einem Facharzt zu bringen. Als sie die Praxis verlassen hatten, kehrte sein Freund noch einmal zurück und brachte seine Enttäuschung über den Ausgang der Sache zum Ausdruck. Der Kranke weigere sich strikt, zu einem Arzt zu gehen, und nur die ausdrückliche Bekräftigung, daß er nicht untersucht werde und keine Medikamente erhalte, habe seine Zustimmung gebracht, mich aufzusuchen. Ich könne sie doch nicht unverrichteter Dinge wieder nach Hause schicken. Es war später Freitagabend, und ich erhandelte mir sein Versprechen, am Montagmorgen sofort einen Facharzt aufzusuchen. Dann gab ich ihm ein paar Kügel-

chen *Nux vom. C 200* mit. Ich dachte dabei an
»Folgen von Mangel an Schlaf« (I/519) , »Schlaflosigkeit infolge geistiger Überanstrengung«(I/382), und an
seine Zornesausbrüche (I/150 und 151). Schon beinahe unter der Tür sagte der Freund: »Und das Merkwürdige ist: Wenn wir draußen im Freien sind, ist
alles besser. Auf Spaziergängen ist er der normalste
Mensch.« Da gab ich ihm noch ein paar Kügelchen
Pulsatilla C 200 mit der Anweisung, *Nux vom.* noch
am selben Abend zu geben, und - falls dies keine Wirkung zeige - einen Tag später *Pulsatilla* folgen zu lassen. Am Montagmorgen wurde mir telefonisch
durchgesagt: Auf *Nux vom.* geschah nichts. Nach
Pulsatilla, das schon Sonnabendmittag gegeben wurde, fiel er 10 Minuten später in einen tiefen Schlaf, aus
dem er erst Sonntagabend erwachte. Seitdem ist alles
in Ordnung. Er ist heute morgen wieder ins Geschäft
gegangen. Anruf drei Wochen später: Immer noch
alles in Ordnung, er ist wieder der alte Mensch. Die
entscheidende Modalität für *Pulsatilla* war die Besserung durch Gehen im Freien, überhaupt im Freien:
I/91.

An dem eben geschilderten Fall können wir uns deutlich machen, daß Homöopathie keine schematische
Angelegenheit ist, die man auch durch eine Compu-
termaschine ausüben lassen könnte. Ein Mittel war
nötig, um die durch das psychische Trauma gesetzte
Fehlfunktion wieder in Ordnung zu bringen. Der
erkrankte Mensch ruft nach ihm durch die Symptome,
die er hervorbringt. Aber welches dies Mittel gewesen
ist, kann man oft erst am Erfolg oder am Mißerfolg

erkennen. In diesem Fall konnte man wirklich unsicher sein, welche wahlanzeigenden Symptome die wichtigsten sind. Geht man von der Causa aus, dann kommt man auf *Nux vom.* Der Mann hatte eine Woche lang fast nicht geschlafen, sich geistig total überanstrengt, dabei auch noch viel geraucht und getrunken. Die Causa als Ausgangspunkt erwies sich aber als falsch. Der Erfolg zeigte, daß die Modalität seines Zustandes, nämlich die Besserung im Freien, der Schlüssel zur Lösung war. Dem muß man sich beugen, wie ja überhaupt der Naturheiler immer danebensteht und genau weiß, daß nicht *er,* sondern die *Natur* selber heilt, während er nur derjenige ist, der sie dazu anregen kann. Und manchmal muß man eben einfach probieren, welcher Schlüssel nun ins Schloß paßt.

Dieser Streifzug durch Symptome, die nach § 153 wichtig werden können, sollte auch zeigen, daß grundsätzlich jedes Symptom wahlanzeigend werden kann, wenn es nur auffallend, sonderlich, ungewöhnlich, eigentheitlich und charakteristisch ist. Es ist manchmal wirklich eine Kunst! Ganz schlimm aber wird es, wenn keine solchen Symptome vorhanden sind oder wenn der Patient zu mundfaul ist, um sie zu erzählen. In der »homöopathischen Hölle« befindet man sich jedoch, wenn man ein außergewöhnliches Symptom hat, aber es findet sich nicht im *Kent* oder in einem anderen Repertorium. Auch das gibt es!

Die Symptome in ihrer Wertigkeit

Wir wollen uns nun noch mit einigen weiteren Hilfsmitteln bekannt machen, die uns bei der Fallaufnahme helfen können, das richtige Mittel zu finden. Wenn man auf Anhieb keine Symptome nach § 153 findet, dann haben wir uns mit einer bestimmten Reihenfolge der Symptome zu begnügen, die ihre Wertigkeit bestimmt, zum Beispiel ist ein Symptom an den Füßen weniger wert als eines aus dem Bereich des Gemütes. Das ist nach der Theorie der Homöopathie auch logisch, denn man versucht ja, in das Funktionszentrum des Menschen hineinzuwirken. Je lokaler die Symptome sind, desto weiter entfernt - im funktionellen, nicht im räumlichen Sinne - vom Zentrum sind sie. Daraus ergibt sich folgende Wertskala, die man beim Hierarchisieren in Anwendung bringen müßte, falls man keine Symptome nach § 153 findet. Sie stammt von dem berühmten amerikanischen homöopathischen Arzt *J.T. Kent.* Diese Wertskala ist natürlich nur relativ gültig, denn - noch einmal sei es gesagt - grundsätzlich kann jedes Symptom wertvoll und wahlanzeigend werden, wenn es nur sonderlich, auffallend und eigentheitlich ist.

1. Die Geistes- und Gemütssymptome

Sie stehen an erster Stelle dieser Rangliste. Das Symptom »weint beim Erzählen ihrer Krankheitssymptome« ist also grundsätzlich höher zu werten als etwa »schmerzende Krampfadern in den Beinen«. Allerdings muß einschränkend hinzugefügt werden, daß diese Geistes- und Gemütssymptome an Wichtigkeit verlieren, wenn sie schon immer zu dem Patienten dazugehörten. Bei einem Menschen, der von Jugend an leicht aufbraust, ist dies als Symptom lange nicht so wertvoll, als wenn es erst mit Beginn seiner Krankheit aufgetreten ist. Allerdings helfen die Geistes- und Gemütssymptome oft, das »Terrain« zu erfassen. Eine Frau, die »am Wasser gebaut hat«, wird öfters in ihrem Leben einmal *Pulsatilla* benötigen, auch wenn - besonders in akuten Fällen - manchmal ganz andere Mittel für sie in Frage kommen.

Noch eine klare Einschränkung muß gemacht werden: Bei einer echten Geisteskrankheit, also einer endogenen Psychose, muß man völlig anders hierarchisieren. Dabei nämlich sinken nach § 218 (Organon) die Geistes- und Gemütssymptome auf die Stufe von Körpersymptomen, und die Körpersymptome werden die wichtigen. So erstaunlich es klingen mag: Auch auf dem Gebiet der Psychiatrie kann die Homöopathie erstaunliche Erfolge hervorbringen, und es gibt Fachärzte der Psychiatrie, die nur homöopathisch behandeln.

2. Die Allgemeinsymptome

Das sind Symptome, die den ganzen Menschen betreffen. Der Patient schildet sie mit den Worten: »ich bin...«, mir ist...«. Natürlich sind auch hier, wie bei allen anderen Symptomen, die Modalitäten wieder wichtig. Hierbei muß man aber zwischen Modalitäten unterscheiden, die den ganzen Menschen betreffen, und solchen, die nur lokal gültig sind. So kann ein Mensch am ganzen Körper frieren und nach Wärme dafür suchen, aber für seinen Kopf sucht er Kälte und steckt ihn aus dem Fenster. Allgemein gilt dann: Wärme bessert. Nur für den Kopf gilt dann: Kälte bessert.

3. Abneigungen und Verlangen

Hierbei geht es hauptsächlich um Speisen und Getränke, aber auch Alkohol und Tabak fallen darunter. Je ausgeprägter diese Symptome sind, desto besser sind sie für die Mittelwahl. Man darf sich da nicht von den Diätplänen schlankheitsbewußter Damen täuschen lassen, auf denen die Butter gestrichen ist. Das ist noch lange keine »Abneigung gegen Butter«. Dennoch können diese Symptome wahlanzeigend oder hinweisend werden, wie der vorhin geschilderte Psoriasis-Fall bewies. Oftmals gehören zu den Abneigungen und Verlangen auch die Unverträglichkeiten hinzu, denn manchmal entspricht der Abneigung gegen Milch auch eine Unverträglichkeit derselben. Hier muß man dann bis ins Säuglingsalter nachfragen, um herauszubekommen, ob der betreffende Patient als Kleinkind Milchschorf gehabt hat oder nicht, was unter Umständen sehr interessant sein kann.

4. Die Sexualsymptome

Nicht selten findet man bei weiblichen Patienten den »Einstieg« zur Mittelwahl - hauptsächlich in chronischen Fällen - von den Mensessymptomen her. Jedoch gilt auch hier wie bei allen anderen Erscheinungen: Je mehr sie dem § 153 entsprechen, desto besser für die Mittelwahl sind sie. Das sieht man schon an den Symptomenrubriken im Repertorium. Das Symptom: »Menses, reichlich« (III/765) hat eine Riesenrubrik und bringt nicht viel, aber zum Beispiel: »Menses, reichlich, nach Aufregung« (III/766) oder »Menses reichlich, Liegen verschlechtert« (III/766) brächte schon entscheidende Hinweise auf das Mittel. Auch das Sexualverhalten beider Geschlechter kann oft wichtig werden. Diese Symptome aus der Intimsphäre stehen den Gemütssymptomen eigentlich in nichts nach, zeigen sie doch ein entscheidendes Fehlfunktionieren der »Lebenskraft« an. Freilich sind sie nur sehr schwer von den Patienten zu erfahren.

5. Die Schlafsymptome

Auch sie hängen eng mit dem »Lebensprinzip« zusammen. Doch muß man in der heutigen Zeit auch bei ihrer Erfragung Vorsicht walten lassen. Manch einer behauptet, an chronischer Schlaflosigkeit zu leiden, und erst bei näherer Befragung stellt sich heraus, daß sein Schlafzimmer an einer stark befahrenen Straßenverkehrskreuzung liegt und der Lärm ihn nicht schlafen läßt. Ein anderer dagegen berichtet, er schlafe ausgezeichnet, und erst nach mehreren Fragen fügt er hinzu, daß er jeden Abend zwei starke Schlaftabletten nimmt. Beide Symptome wären nicht zu verwerten. Erst was wirklich von der Norm abweicht, hat Relevanz.

6. Die Lokal - Symptome

Sie stehen an letzter Stelle, weil sie - wiederum nicht räumlich, sondern funktionell gesehen - am weitesten vom »Zentrum«, von der »Lebenskraft«, entfernt sind. Dennoch dürfen sie auf keinen Fall übersehen oder für unwichtig gehalten werden. Oft sind sie das erste, was der Patient uns schildert. Er sagt dann »mein Magen« oder »mein Fuß« usw. Wenn sie mit guten Modalitäten oder gar Begleitsymptomen versehen sind, können sie oft fruchtbringend verwertet werden. Der Wert dieser Lokalsymptome nimmt von oben nach unten ab. Ein Kopfsymptom ist also wertvoller als ein Fußsymptom.

Soweit - in groben Zügen - das *Kent'*sche Schema der Wertigkeit der Symptome. Es gibt aber viele Homöopathen, die eine andere Hierarchie aufstellen, wenn keine Symptome nach § 153 Organon vorhanden sind. Manche trauen z.B. den Gemütssymptomen nicht, weil sie zu unsicher sind. Es gibt ja Patienten, die niemanden in ihre Seele hineinsehen lassen wollen, und darum falsche Symptome erzählen. Und in vielen Fällen müßte man langjährig erfahrener Psychologe oder Psychotherapeut sein, um Gemütssymptome bestimmter Patienten wirklich werten zu können. Auch sind durch Erziehung und Milieu bei manchen Patienten die Äußerungen des Gemüts verändert oder verschüttet. Und in jedem Falle sind Gemütssymptome immer *subjektive* Symptome. Daher gibt es Homöopathen, die sich lieber auf *objektive* Äußerungen des kranken Organismus verlassen wollen. So setzen sie z.B. die Causa an die erste Stelle, an die zweite die Modalitäten, weil sie oft ganz objektive Verhaltensweisen des Organismus ausdrücken, und erst an die dritte Stelle dann die Gemütssymptome. Ich denke, daß man eine solche Hierarchie immer nach den Gegebenheiten des jeweiligen Falles aufstellen muß. In der Tat dürfte bei einem Hautausschlag, der nach einer Pockenimpfung auftrat, diese Causa das wichtigste Symptom sein, gleichgültig, wie die Gemütssymptome aussehen. Und wenn bei einem Asthma bronchiale die Anfälle immer pünktlich nachts um 1 Uhr auftreten, hat man damit ein sichereres Symptom als etwa die Gemütsstimmung des Patienten, die sowieso nicht sehr rosig sein wird.

Es muß hier aber noch einmal deutlich darauf hingewiesen werden, daß mechanisch bedingte oder von außen gesetzte Symptome in der Homöopathie natürlich keinen Wert haben. Der Stich einer Wespe in den rechten Unterarm zum Beispiel erzeugt dort logischerweise Schmerz. Aber es wäre nun absolut unsinnig, die Lokalisation »rechter Unterarm« zum Repertorisieren zu benutzen, denn sie ist nicht vom Organismus gewählt, sondern von außen zufällig so bestimmt worden. Dagegen wäre es in diesem Fall erlaubt, die Ursache («Causa») zu berücksichtigen, also den Insektenstich, und die Reaktion darauf, etwa starke Schwellung, Röte oder Blauverfärbung usw. Denn - wie jeder weiß - reagieren die Menschen verschieden auf solch einen Stich. Genauso wäre es, wenn jemand sich in den Finger geschnitten hat, sich ein Bein brach oder ihm eine Fischgräte im Hals stecken blieb. Ähnliche Überlegungen muß man in vielen anderen Fällen auch anstellen. Hat zum Beispiel eine Patientin Schmerzen im linken Unterbauch, muß zunächst einmal geklärt werden, wodurch sie verursacht werden. Sind sie Folge einer Krebsgeschwulst, dann können sie nicht zum Repertorisieren verwendet werden. Sind sie Folge einer linksseitigen Ovariitis, können sie schon eher zur Mittelwahl herangezogen werden. Hat die Patientin dagegen ihre Eierstockentzündungen immer nur links, während das rechte Ovar immer gesund ist, dann haben wir ein hochwertiges Symptom vor uns! In dieser ausschließlichen Linksseitigkeit zeigt sich nämlich eine ausgesprochen individuelle und charakteristische Reaktionsweise dieses Organismus. Und das ist es, was man zur Mittelfindung braucht.

Das also wäre - in groben Zügen - eine Wertskala zum Hierarchisieren der Symptome. Wie aber schon immer wieder betont, wird sie sofort relativiert, wenn wir auf auffallende Symptome nach § 153 stoßen.

Voraussetzung für all diese Arbeit ist natürlich, daß wir von dem Patienten verwertbare Symptome erhalten. Das ist leider nicht immer eine Selbstverständlichkeit, denn die Patienten sind nach Temperament,

Charakter und geistiger Veranlagung sehr verschieden. Da kann es welche geben, die ihren Zustand nicht schildern können oder wollen. Man muß ihnen jedes Wort »aus der Nase ziehen«. Und da sind wieder andere, die sprudeln gleich ein ganzes Sammelsurium hervor. Sie sind so mit sich selbst beschäftigt, daß sie aus jedem Pickel gleich eine schlimme Hautkrankheit machen. Leider kann man keine allgemein gültigen Regeln aufstellen, wie man mit diesem Problem fertig wird. Jeder muß da so seine eigene Weise finden. Jedoch darf man aus guten Gründen darauf hinweisen, daß der Homöotherapeut bei der Fallerhebung keine Suggestivfragen stellen sollte. Es könnte sonst sein, daß er den Patienten Symptome in den Mund legt, die sie gar nicht haben. Also beispielsweise darf nicht gefragt werden: »Sind Ihre Kopfschmerzen morgens schlimmer?«, sondern: »Gibt es eine Tages- oder Nachtzeit, in der Ihre Kopfschmerzen schlimmer sind?« Nicht: »Werden Ihre Magenschmerzen durch Essen besser?«, sondern: »Wodurch werden Ihre Magenschmerzen besser oder schlechter?« Man kann bei richtig gestellten Fragen schon an der Antwort des Patienten merken, ob er eine verwertbare Modalität zu erzählen hat oder nicht.

Manchmal steht man vor dem Problem, ausgesprochen symptomarme Patienten behandeln zu müssen. Sie haben zwar ein paar Symptome, unter denen sie auch stark leiden, aber es sind nur »normale«, modalitätslose Symptome, die wenig oder nichts zur Mittelwahl helfen. Wenn man die wenigen, uncharakteristischen Symptome im Repertorium nachschlägt, weisen sie Riesenrubriken mit oft hunderten von Mitteln auf. Es ist dann eine Sisyphusarbeit, diese Rubriken herauszuschreiben oder nach dem Rastersystem zu bearbeiten. Hier hilft oft noch eine Lochkartei. Bei einer solchen sind auf Karteiblättern die wichtigsten homöopathischen Mittel vorgedruckt. Für jedes Symptom wird eine Karteikarte benutzt. Auf ihr sind die in Frage kommenden Mittel gelocht und farblich oder durch andere Zeichen in ihrer Wertigkeit zu erkennen. Gerade bei Riesenrubriken bieten die Lochkarteien den Vorteil, daß man sie einfach hintereinanderlegt, und die Mittel, die zu dem betreffenden Fall in Beziehung stehen, fallen dann durch die durchgehende Lochung auf. So kann man sich eine Menge Arbeit erleichtern. Die bekannteste Lochkartei ist zur Zeit die von H. Leers, Merzig (siehe Literaturverzeichnis).

Inzwischen hat die Elektronik Einzug auch in die Homöopathie gefunden, und die Lochkarten-Repertorien sind durch Computer ersetzt worden. Es ist schon eine feine Sache, das *Kent*'sche Repertorium (oder ein anderes großes und brauchbares) auf einem Notebook, das in seiner Größe und seinem Gewicht etwa dem Buch entspricht, aufgespielt zu haben. Das Programm übernimmt dabei die mühselige Vergleichs- und Rechenarbeit in Sekundenschnelle. Das ist ein nicht hoch genug einzuschätzender Dienst, den die Technik hier dem praktischen Homöopathen leisten kann. Allerdings gilt hier genau das gleiche wie beim Buch-Repertorium: Die Auswahl der Symptome muß durch die geistige Arbeit des Behandlers geschehen! Das ist seine Kunst. Eine falsche Auswahl der

Symptome führt auch beim Computer zum falschen Mittel - und das auch in Sekundenschnelle!

Wenn man auch mit der Lochkartei oder dem Computer nicht weiterkommt und kein eindeutiges Simillimum zu ermitteln ist, dann gibt man eines derjenigen Mittel, die dem Fall am nächsten stehen. Bringt darauf der Patient neue und andere Symptome hervor, dann muß man diese erneut repertorisieren und das entsprechende Mittel geben. Man hat dann mit dem ersten Mittel sozusagen »ins Wespennest gestochen«, man hat also eine Reaktion hervorgerufen. Wir finden im *Kent* sogar eine ganze Rubrik »Reaktionsmangel« (I/437), und um solch einen Zustand handelt es sich ja bei einem Patienten, bei dem der Körper »schweigt«. Es sei daran erinnert, daß *Sulfur* eines der großen Reaktionsmittel ist. Es gab manchen berühmten Homöopathen, der es bei chronischen Fällen routinemäßig immer einmal als Zwischengabe einschaltete. Man muß sich nur davor hüten, solch ein Reaktionsmittel öfters zu geben, weil man dann nämlich eine Arzneimittelprüfung unfreiwillig veranstaltet, und die Symptome, die hervorgebracht werden, sind Prüfungssymptome und nicht Reaktionssymptome. Man würde auf diese Weise auf einen völlig falschen Weg geführt, der nicht zur Heilung des Patienten beiträgt. Aber es soll ganz offen gesagt werden: Solche symptomenarmen Fälle sind sehr schwierig zu behandeln und zeigen die schwache Seite der Homöopathie auf. Leider fallen in unserer Zeit viele Patienten darunter, die längere Zeit mit Cortison behandelt worden sind. Sie sind oft nicht nur symptomenarm im homöopathischen Sinne, sondern auch völlig reaktionslos, so daß man erst eine geraume Zeit verstreichen lassen muß, bevor sie homöopathisch behandelt werden können.

Die Mittel

Wir wollen nun noch einen Blick auf die in der Homöopathie gebräuchlichen Mittel werfen. Ihre Aufbereitung und Herstellung wurde ja schon besprochen. Aber welche Ausgangsstoffe werden dabei benutzt?

Mehr als die Hälfte aller Mittel stammen aus dem Pflanzenreich. Das mag auch der Grund dafür sein, daß die Homöopathie so oft mit der Kräuterheilkunde verwechselt wird, obwohl sie tatsächlich nicht viel gemeinsam haben. Denn zur echten Homöopathie gehören die drei Grundgesetze, von denen wir eingangs sprachen. Grundvoraussetzung für die Verwendung irgendeines Stoffes als Arzneimittel ist in der Homöopathie die Prüfung am Gesunden. Nicht von der chemischen Zusammensetzung, sondern von den Prüfungsergebnissen hängt es ab, ob ein Stoff als Mittel eingesetzt wird oder nicht. Diese Ergebnisse bestimmen auch, in welchen Potenzen ein Heilmittel eingesetzt wird. Ergibt sich aus einer Prüfung, daß eine Pflanze in höherer Potenz nicht oder wenig wirkt, dann setzt man sie in tiefer Potenz ein. Dabei richtet man sich nicht nach irgendwelchen Theorien, sondern nach dem, was der Schatz der Natur bietet. Nur muß man sich dabei merken, daß man um so weniger funktionell auf den Körper einwirkt, je tiefer die Potenz ist. Mit tiefen Potenzen wirkt man hauptsächlich organotrop. So gibt es eine Reihe von Pflanzenmitteln, die zum Beispiel auf Leber, Herz und

Niere in tiefer Potenz einwirken. Hier berührt sich die Homöopathie dann mit der Phytotherapie. Einige dieser Mittel wirken also nur in tiefer Potenz.

Manchmal kann man pflanzliche Mittel aber auch in hoher Potenz verordnen, wenn man mehr funktionell wirken will. In einigen Fällen kehrt sich die Wirkung durch die Höherpotenzierung um: So ist zum Beispiel *Crataegus* - der Weißdornsaft - in vielen Fällen ein gutes Mittel für Herz und Blutdruck. Gerade hoher Blutdruck wird günstig durch die Urtinktur beeinflußt. In der C 30 aber läßt sich *Crataegus* oft bei niedrigem Blutdruck verwenden. Andere Pflanzen wiederum erweisen sich nur in hoher Potenz als wirksam, wie zum Beispiel *Lycopodium*. Manche wirken flüchtig, manche lange und tief. Ohne eine gute Arzneimittellehre, in der man alle diese Gegebenheiten nachlesen kann und muß, wird man also - ganz besonders bei dem großen Gebiet der Pflanzenmittel - nicht auskommen. Angemerkt sei aber hier schon, daß man bei den sogenannten chronischen Krankheiten, über die noch gesprochen werden wird, mit pflanzlichen Mitteln allein meist nicht auskommt.

Sodann werden Stoffe aus dem Tierreich verwendet. Manchmal wird das ganze Tier verrieben, wie zum Beispiel *Formica rufa* (Ameise) oder *Apis* (Biene), manchmal werden Sekrete von Drüsen verwendet, besonders Gifte, zum Beispiel von Schlangen. Man kann sagen, daß diese Mittel durchweg sehr kräftig wirken.

Weiter finden aus dem Bereich der anorganischen Chemie sehr viele Elemente, aber auch deren Verbindungen, Verwendung. Für denjenigen, der bisher aufmerksam mitgelesen hat, ist es nicht verwunderlich, daß diese anorganischen Stoffe meist erst in ihren hohen und höheren Potenzen ihre echt homöopathische Wirkung entfalten. Bei einem Körper, der beispielsweise unter Kalkmangel leidet, hat es auch wenig Zweck, *Calcium* in irgendeiner materiellen Form zu verfüttern. Der betreffende Mensch leidet ja deswegen unter Kalkmangel, weil die Funktion der Calciumassimilation gestört ist; deswegen wird das in der Nahrung sowieso enthaltene *Calcium* nicht verarbeitet. Führt man ihm nun künstlich *Calcium* zu, so wird auch dies nicht aufgenommen. Gelingt es aber, die betreffende Funktion in Ordnung zu bringen, dann benötigt man keine *Calcium*tabletten mehr. Dieses Ziel erreicht man nur mit einer C 200 - oder LM XVIII-Gabe.

Und schließlich gibt es noch Mittel, die aus Krankheitsprodukten hergestellt werden. Man nennt sie »Nosoden«. Zum Beispiel werden aus Bakterien-Kulturen, aus Eiter und anderen krankhaften Absonderungen - selbstverständlich, nachdem sie steril gemacht wurden - durch homöopathische Aufbereitung Hochpotenzen hergestellt, die sehr oft geeignet sind, eine »Blockade« durch Toxine aufzuheben und ein Terrain wieder freizumachen. Man kann diese Nosoden gut einsetzen, wenn man bei einer chronischen Krankheit, die sich nach einer überstandenen Infektion festgesetzt hat, nicht recht weiterkommt. Am besten gibt man sie in einer einzelnen Gabe als Zwischenmittel zu den anderen angezeigten Mitteln. Dabei empfiehlt es sich, vorher oder gleichzeitig eine sogenannte »Drainage« vorzunehmen, das heißt, durch passende tiefpotenzierte Mittel Leber und Niere zum besseren Arbeiten zu bringen, da unter Umständen eine starke Toxinausschüttung erfolgen kann. Doch können Nosoden manchmal auch guten Erfolg bei Krankheiten bringen, die auf dem Boden einer *vererbten* Anlage entstanden sind.

Man bedient sich zur Drainage beispielsweise solcher Arzneien wie *Carduus marianus* für die Leber und *Solidago virg.* für die Niere.

Manchmal kann man auch mit gutem Erfolg »Autonosoden« einsetzen, die man aus Produkten des Patienten selbst herstellt, also entweder aus dem Nasensekret bei Heuschnupfen oder Eiter aus Furunkeln bei Furunkulose oder aus Eigenblut, Eigenurin oder Nierensteinen usw. Allerdings hat die Erfahrung gelehrt, daß man bei der Herstellung solcher Autonosoden nicht bei tiefen Potenzen stehenbleiben darf, sonst verbaut man sich manche Erfolgschance. Es muß schon mindestens eine Aufbereitung in der C 30 sein.

Mir ist ein hartnäckiger, schwerer Heuschnupfen in Erinnerung, der vorher nur mit Spritzen von Volon A-80 im Abstand von 4 Wochen einigermaßen in Schach gehalten wurde. Eine einzige Gabe in der C 30 des Nasensekrets ergab für ein ganzes Jahr Schnupfenfreiheit. Im nächsten Jahr kam der Schnupfen wieder, aber die alte Autonosode wirkte überhaupt nicht. Also verfertigte ich eine neue. Ich wollte mir die Arbeit ersparen und ging nur bis zur C 12, die ich mit täglich fünf Tropfen einnehmen ließ. Aber sie nützte ebenfalls nichts. Ich potenzierte weiter bis zur C 30, und eine einzige Gabe davon genügte wieder zur Schnupfenfreiheit für ein Jahr. Im nächsten Jahr geschah dasselbe noch einmal: nur die C 30 nützte.

Ich meine auch bemerkt zu haben, daß die Zahl der Schüttelschläge ebenfalls von Bedeutung ist. Bei der Herstellung von Autonosoden lasse ich grundsätzlich von Stufe zu Stufe 100 mal kräftig gegen einen federnden Widerstand stoßen. Man hat dann zwar Schwielen an den Händen, wenn man die Herstellung einer C 30 hinter sich hat, aber es lohnt sich! Wer einmal miterlebt hat, wie man auf diese Art und Weise gewaltige arzneiliche - und doch unschädliche - Kräfte entfalten kann, der wird das Genie *Hahnemanns* preisen, der diese Arzneibereitung erfunden hat, auch wenn wir noch nicht wissen, was da vor sich geht und wie der Wirkmechanismus ansetzt. Allerdings hat *Hahnemann* selbst keine Autonosoden angewandt. Sie sind ja auch nicht im eigentlichen Sinne Homöopathie, da sie nicht einer Arzneimittelprüfung unterzogen wurden und nicht nach dem Ähnlichkeitssatz ausgesucht werden. Sie sind - wenn man es wörtlich nimmt - »Isopathie«, das heißt, mit ihnen wird versucht, Gleiches mit Gleichem zu heilen («Isos« = »gleich«). Dennoch können sie wirken. Allerdings sollte man keinesfalls das Heil allein von ihnen erwarten. Ihr Wirkungsbereich liegt hauptsächlich in der Desensibilisierung, die sie in vielen Fällen ohne Schaden und Gefahr bewerkstelligen können.

Im Unterschied zu den Autonosoden sind die meisten übrigen Nosoden einer gründlichen Arzneimittelprüfung unterzogen worden und können daher als echte Homöotherapeutika nach dem Ähnlichkeitsgesetz verordnet werden. Es gibt sogar eine eigene »Materia medica« (Arzneimittellehre) der Nosoden - siehe Literaturverzeichnis.

Wie schon gesagt: Um sich über die ganze Breite homöopathischer Arzneimittel zu informieren, benötigt man unbedingt eine gute, möglichst ausführliche Arzneimittellehre. Selbst wenn man ein Repertorium besitzt, ist das Studium der einzelnen Mittel unerläßlich. Erst wenn man sich mit dem Vorkommen, der Verhaltensweise und den Wirkungen pflanzlicher, tierischer oder anorganischer Ausgangsstoffe beschäftigt, wird man begreifen, welch eine großartige Naturheilkunst die Homöopathie ist und welche Entwicklungsmöglichkeiten noch in ihr stecken. Man wird dann aber auch den Weg der heutigen Schulmedizin bedauern, die von den gewaltigen Schätzen und Kräften der Natur nur noch ganz wenig weiß und darum kranke Menschen mit stark wirkenden und schädigenden Medikamenten beschießen muß, die den betroffenen Patienten oft noch zusätzliche Leiden auferlegen.

Die chronischen Krankheiten

Wir wollen nun noch einen Blick auf die besondere Art und Weise werfen, wie in der Homöopathie chronische Krankheiten behandelt werden. Auch hierfür hat *Hahnemann* selbst die Grundlage gelegt. Nachdem er jahre- und jahrzehntelang mit seiner Homöotherapie Erfahrungen gesammelt und ausgewertet hatte, veröffentlichte er 1828 - 1830 sein fünfbändiges Werk »Die chronischen Krankheiten, ihre eigenthümliche Natur und ihre homöopathische Heilung«. Im 1. Band entwickelte er eine neue Theorie über die Entstehung der chronischen Krankheiten, und in den folgenden vier Bänden führte er homöopathische Arzneimittel zu ihrer Heilung vor.

Der Grund für die Herausgabe dieses Werkes war die Erfahrung, daß manche Mittel aus dem immer mehr wachsenden Schatz homöopathischer Arzneien in bestimmten Fällen zwar positiv wirkten, aber oft nur Teilerfolge brachten. Es gab da Krankheitszustände, die nur mühsam »in Schach« gehalten werden konnten, die immer wieder aufflackerten oder sich in neuer Gestalt präsentierten. *Hahnemann*, der ein ausgezeichneter und scharfer Beobachter war und seine Erfahrungen kritisch überprüfte, gab sich nicht mit der Erklärung zufrieden, bei solchen immer wieder auflodernden Zuständen handele es sich jedesmal um neue Krankheiten. Sondern er begriff ein solches Geschehen als *eine einzige*, aber chronische Krankheit. Und so sehr er jedem Menschen sein eigenes, indivi-

duelles Krankheitsgeschehen zubilligte, so bestimmt
meinte er doch, drei Typen von chronischer Krankheit zu erkennen.

Er beschreibt sie als Psora, Syphilis und Sykosis. Er
versteht darunter erworbene oder ererbte Verhaltensweisen des menschlichen Organismus, die diesem
immer wieder bestimmte Reaktionen aufzwingen, bei
denen der Körper sich mit der erworbenen Intoxica-
tion oder mit der ererbten Konstitution auseinander-
setzt. In diesem Kampf siegt aber die chronische
Krankheit, wenn sie nicht rechtzeitig richtig homöopathisch behandelt wird.

Daß die Syphilis eine den Organismus tief schädigende Krankheit ist, bei der es sogar zu vererbten Schä-
den in den folgenden Generationen kommen kann,
weiß jeder. Auch die Gonorrhoe ist nicht einfach
durch die Vernichtung der Gonokokken überwunden,
wie sich in vielen Fällen erweist. Zu *Hahnemanns*
Zeiten gab es noch keine spezifisch bakteriziden Medikamente, so daß diese Erkrankungen noch viel
schlechter zu bekämpfen waren als heute und sich in
ihrer ganzen Schwere austoben konnten.

Hahnemann meint nun, den einen der drei Typen von
chronischen Krankheiten mit »Syphilis« bezeichnen
zu müssen, weil entweder eine durchgemachte oder
eine ererbte Syphilis seine Grundlage ist. Den zweiten
nennt er »Sykosis«, weil ihm die Feigwarzenkrank-
heit, der Tripper, zugrunde liegt. In beiden Fällen geht
es nicht um die akute Erkrankung, sondern um die

daraus resultierende Gesamtschädigung des Organismus oder die auf dieser Grundlage ererbte Konstitution.

Der dritte Typ wird von ihm mit »Psora« bezeichnet, weil die eine Krätze-ähnliche Erkrankung seiner Meinung nach der Ausgangspunkt dieses »Ur-Übels« ist. Nicht nur durch persönliches Befallensein mit der Krätze-Milbe, sondern vor allem durch vererbte Weitergabe des »Krätzegiftes« ist die Menschheit weitgehend von der »Psora« durchseucht. *Hahnemann* glaubt, schon im Alten Testament Beschreibungen dieser Krankheit zu finden, und sieht sie nun von Generation zu Generation weitergegeben. Sie ist für ihn ein »tausendköpfiges Ungeheuer«, eine »Hydra«, der man einen Kopf nach dem anderen abschlagen kann, ohne sie wirklich zu treffen. Und - wie schon erwähnt - vieles, was sich als eine »akute Krankheit« darstellt, ist seiner Meinung nach nichts anderes als ein erneutes Aufflackern einer solchen chronischen Krankheit, wobei die Psora weitaus die am häufigsten vorkommende ist. Es kann aber auch Überschneidungen geben, so daß man sich mit zwei oder gar allen drei dieser chronischen Krankheiten konfrontiert sieht und bei der Behandlung alle drei berücksichtigen muß.

Hahnemann beschreibt genau, wie diese gut getarnten Krankheiten sich dem geübten Beobachter dennoch verraten. Die Liste dieser Merkmale aufzuzählen, würde den Rahmen dieser kleinen Schrift weit überschreiten. Wer sich dafür interessiert, lese am besten bei *Hahnemann* selber nach. Auch in dem Buch »Die rheumatischen Erkrankungen« von *Dr. Voegeli* oder »Die chronischen Krankheiten. Die Miasmen« von *J.H. Allen* kann man eine gute Zusammenstellung der Hauptcharakteristika dieser Krankheitstypen finden.

Für denjenigen, der nach den bisher gezeigten Regeln der Klassischen Homöopathie behandelt, sind diese Gedanken *Hahnemanns* nicht nur von theoretischem Interesse, weil er bei der Mittelwahl für chronische Krankheiten das zugrundeliegende »Miasma« berücksichtigen muß, doch wird er - sofern er nur den Fall richtig aufgenommen hat und danach korrekt hierarchisiert und repertorisiert - oft automatisch zu dem auch für einen solchen chronischen Zustand passenden Mittel geführt werden. Er muß sich nur ein paar Regeln und Gesetze merken, die für die Behandlung solcher chronischer Krankheiten wichtig sind.

1. Ob ein solcher chronischer Zustand vorliegt, erkennt man an der Anamnese. Wenn ein bestimmter Krankheitszustand immer wieder auftritt oder wenn ein länger dauernder Zustand in einen anderen übergeht, dann steht man schon vor der Aufgabe, eine chronische Krankheit behandeln zu müssen.

2. In jedem Fall wird zuerst der akute, dem Behandler sich bietende Zustand behandelt.

3. Für chronische Krankheiten kommen Mittel in Frage, die man »Antipsorica, Antisyphilitica, Antisykotica« oder ganz allgemein »Antimiasmatica« nennt. Sie

stammen zum großen Teil aus dem Bereich der Mineralien und der Metalle, also der anorganischen Chemie. Doch auch tiefwirkende Mittel aus dem Pflanzen - und Tierreich gehören dazu. Man sollte sie nur in höherer Potenz verordnen und immer auswirken lassen. Kleinere Mittel, die nicht solche Kraft haben, nennt man »apsorisch, asykotisch, asyphilitisch« oder »amiasmatisch«.

4. Wenn man bei einer chronischen Krankheit das Simillimum gefunden und verordnet hat, kann es vorkommen, daß die Gesundung in einer ganz bestimmten Reihenfolge eintritt: Zuerst verschwindet - nach einer eventuell kurzen Erstverschlimmerung - der letzte Zustand, und dann in der umgekehrten Reihenfolge ihres Auftretens alle anderen, im Laufe der chronischen Krankheit durchgemachten Stadien. Wenn man solch einen Heilungsverlauf erlebt, darf man unter gar keinen Umständen eingreifen, also auf keinen Fall irgendwelche Medikamente verordnen, weil man sonst die Heilung verhindert. Der schon erwähnte *Constantin Hering* hat für diesen Verlauf einer Kur eine Regel aufgestellt, die man die »*Hering'sche* Regel« nennt: *Die Heilung geht von innen nach außen, von oben nach unten, in der umgekehrten Reihenfolge des Vordringens der Krankheit.* Wenn man diese Regel im Kopf hat, kann man sich bei der Behandlung einer chronischen Krankheit viel Aufregung und Ärger ersparen und ist in der Lage, prognostisch ziemlich genaue Angaben machen zu können. Hat man zum Beispiel ein chronisches Ekzem zu behandeln und der Ausschlag verschwindet,

dafür aber tritt ein Asthma oder eine andere innere Störung auf, dann weiß man, daß irgend etwas falsch gelaufen ist. Man hat in diesem Fall, der übrigens selten vorkommt, mit Sicherheit das falsche Mittel gewählt, und man muß schleunigst ein »Antidot« geben, das heißt ein Mittel, das die Wirkung des ersten wieder aufhebt. Denn man hat in diesem Falle alles andere als eine Heilung erzielt: Die Krankheit ist von außen nach innen vorgedrungen. Hat man aber beispielsweise ein Asthma zu behandeln, und man erlebt, daß das Asthma weicht und sich stattdessen ein Hautausschlag zeigt, dann weiß man, daß man auf dem richtigen Weg ist. Denn die Natur ist bestrebt, die »Krankheit« von den zentralen, gefährlichen Lokalisationen zu den peripheren, ungefährlichen zu schieben. Eine solche Heilung also »läuft richtig«. Man darf in diesem Falle kein neues Mittel geben, sondern muß abwarten, bis das erste ausgewirkt hat, auch wenn es Wochen und Monate dauert. Erst wenn die Heilung wirklich »stillsteht« oder Rückfälle auftreten, kann man entweder mit demselben Mittel fortfahren, wenn es noch paßt, oder zu der neuen Symptomatik ein neues Simillimum heraussuchen. Oft sagt der Patient ganz erstaunt, daß er diese oder jene Krankheitserscheinung vor fünf, zehn oder gar zwanzig Jahren gehabt habe, aber sie ihm bei der Anamnese gar nicht mehr im Gedächtnis gewesen sei. Wenn man so »Schicht um Schicht« eine chronische Krankheit abtragen kann, heilt man ursächlich und endgültig. Die Patienten verspüren ein nie oder nur früher gekanntes Wohlbefinden. In einem solchen Fall hat die Homöopathie

etwas vollbracht, was keine andere Heilmethode erreichen kann.

5. Bei banalen Erkrankungen, wie zum Beispiel Erkältungen, versuche man mit amiasmatischen Mitteln
auszukommen, um sich die großen, antimiasmatischen
Medikamente für die Behandlung chronischer Krankheiten aufsparen zu können. Auch bei interkurrenten
akuten Erkrankungen während einer chronischen Kur
versuche man, mit apsorischen Mitteln zu behandeln,
weil sich die tiefwirkenden Antipsorica unter Umständen gegenseitig stören. In einer guten Arzneimittellehre wird man darüber informiert, welche Mittel
amiasmatisch oder antimiasmatisch sind. Auch das
Büchlein von *Gibson Miller* »Die Beziehungen der
Arzneien unter sich« informiert über die Antimiasmatica und ihre Freunde und Feinde.

In jedem Fall einer Behandlung einer chronischen
Krankheit werden einige Anforderungen an die Geduld des Patienten und des Behandlers gestellt.
Schnelle und »wunderbare« Heilerfolge gibt es dabei
nur selten. Dennoch hat der Patient dabei eine Chance, die ihm keine andere Heilmethode außer der Homöopathie bietet. Zur Begründung für diesen schein-
bar kühnen Satz braucht man sich nur klarzumachen,
daß es auch bei der chronischen oder konstitionel-
len Erkrankung um eine Störung im Steuerungszentrum des Organismus geht, allerdings nicht nur um
eine vorübergehende, sondern um eine grundsätzliche.
An dieses Steuerungszentrum aber kommt man nur
über das Simillimum und die homöopathischen
Hochpotenzen - und auf keine andere Weise - heran.

Zum Schluß dieses Kapitels muß noch auf den grundsätzlichen Unterschied hingewiesen werden, den man bei der Behandlung einer akuten und einer chronischen Krankheit zu machen hat. Bei einer *akuten* Erkrankung verwendet man *nur* die Symptome, die der Patient im Augenblick bietet. Eine solche Erkrankung verändert ja den bisherigen Zustand eines Menschen in dramatischer Weise. Es treten Symptome auf, die vorher nicht vorhanden waren. Diese Symptome hat man zu erfassen. Dabei achtet man nicht nur auf das, was der Kranke oder die ihn pflegenden Personen berichten, sondern auch sehr genau auf das, was die Untersuchung zu Tage fördert. Man registriert zum Beispiel, wie die Haut, die Pupillen, der Hals, die Ohren aussehen, man beobachtet, wo Schweiß sitzt, wie er riecht, ob einzelne Glieder kalt oder warm sind, wie der Kranke zugedeckt ist, wann das Fieber am höchsten ist usw. Kurz gesagt: Man muß die Gesamtheit der akuten »Zeichen und Symptome« aufnehmen. Daraus sucht man sich dann die Symptome nach § 153 des Organon heraus und hierarchisiert und repertorisiert sie.

Bei einer chronischen Krankheit dagegen sind alle Symptome, die der Patient im Laufe seines Lebens hervorgebracht hat, interessant, ganz besonders sogar diejenigen, die er in seiner Jugendzeit gehabt hat. Denn eine vererbte chronische Krankheit hat ja viele Gesichter, sie zeigt sich im Laufe des Lebens immer wieder in einer neuen Maske. Aber die Symptome der Jugendzeit sind in den meisten Fällen die originalsten, weil sie noch nicht durch irgendwelche Arzneimittel unterdrückt, durch Impfungen verändert oder durch Ausweichmanöver des Organismus verwischt wurden. Darum muß die Fallaufnahme einer chronischen Erkrankung - wenn möglich - schon bei der Geburt und den chronischen Krankheiten der Eltern und Voreltern ansetzen. Man braucht dafür also sehr viel Zeit und Geduld. Aus der Gesamtheit der Symptome sucht man auch hierbei diejenigen nach § 153 heraus, hierarchisiert und repertorisiert. Kristallisiert sich dabei ein einziges Mittel heraus, so gibt man dieses. Kommt man auf diese Weise aber nicht zu einem eindeutigen Simile, so sucht man zunächst eines, das dem augenblicklichen Zustand des Patienten entspricht, wohl wissend, daß in solchem Fall noch andere Mittel folgen müssen. Man muß dann - wie bei einer Zwiebel - Schicht um Schicht der chronischen Krankheit abtragen. Dabei muß man unter allen Umständen die Mittel auswirken lassen! Erst wenn die Besserung nicht mehr fortschreitet, nimmt man den gesamten Fall noch einmal auf, wobei man nun diejenigen Symptome unberücksichtigt läßt, die sich inzwischen gebessert haben. Man wird dann ein neues Simile finden. Und so geht es weiter. Hierbei braucht der Patient viel Geduld, aber es ist einzusehen, daß bei der Natur der chronischen Krankheiten keine Blitzheilungen zu erzielen sind. Selbst *Hahnemann* hat da mit langen Zeiträumen gerechnet. Zwei Jahre und länger muß man manchmal veranschlagen. Doch das Resultat ist dann Gesundheit - wenn nicht bereits irreversible Organschäden vorliegen.

Die kombinierten chronischen Krankheiten

Wie schon erwähnt, kann es auch zu Kombinationen der chronischen Krankheiten kommen, was die Behandlung wesentlich komplizierter macht. Besonders gegen Ende unseres Jahrhunderts treffen wir auf sehr viele Patienten, die an Erkrankungen leiden, die das Ergebnis solcher Kombinationen sind, woran zum großen Teil die offiziell herrschende Medizin Schuld trägt, weil sie durch ihre Medikamentation mit starken, materiellen Mitteln und ihren vielen - oft unnötigen - chirurgischen Eingriffen die zugrundeliegenden chronischen Krankheiten nur unterdrückt - und eben nicht heilt! - und sie dadurch in immer engere und gefährlichere Verbindungen treibt. Um die Gedankenarbeit zu verstehen, die dann bei der Behandlung solcher Zustände nötig wird, müssen einige Vorbemerkungen gemacht werden:

1. Schon *Hahnemann* hat neben seinen drei Grundkrankheiten - Psora, Syphilis, Sykosis - noch eine vierte gekannt: die Arzneimittelkrankheit (vgl. Organon §§ 74-76). Jedes Medikament, das der Mensch einnimmt - auch so angeblich »harmlose« wie Baldrian und Kamille -, beeindruckt und verändert das Steuerungszentrum, die »Lebenskraft«, des Menschen und ruft auf diese Weise eine künstliche Krankheit hervor. Diese Veränderung kann so tiefgreifend sein, daß sie nie wieder oder nur schwer rückgängig ge-

macht werden kann. Einem solchen Patienten wurde also eine chronische Krankheit künstlich aufgepfropft.

2. Fast noch schlimmer ist, daß jede der von *Hahnemann* gefundenen chronischen Krankheiten (Psora, Syphilis, Sykosis) durch starke Medikamente oder chirurgische Maßnahmen nicht etwa gebessert, sondern nur weiter verschlimmert wird. Zur »Beschwichtigung« innerer Krankheitsvorgänge setzt nämlich der Organismus fast immer ein »Lokal-Übel« nach außen, z.B. einen Hautausschlag, eine Fistel, Warzen, Geschwüre, usw. Nimmt man durch irgendwelche Maßnahmen dieses »Lokal-Übel« weg, wird die »innere Krankheit« verschlimmert und Psora, Syphilis oder Sykosis laufen durchweg schneller auf ihre destruktiven Endzustände zu. »Jede äußere Behandlung solcher Lokalsymptome...ist die allgemeinste Quelle aller der unzähligen, benannten und unbenannten chronischen Leiden geworden, worüber die Menschheit so allgemein seufzet; sie ist eine der verbrecherischsten Handlungen, deren sich die ärztliche Zunft schuldig machen konnte.« (*Hahnemann*: Organon § 203, vgl. 185-205) Aber nicht nur die äußere Behandlung, sondern auch die innere mit starken Mitteln bewirkt dasselbe: »Denn was dabei an Arzneien innerlich gegeben werden sollte, dient bloß zur Verschlimmerung des Übels, da diese Mittel keine spezifische Heilkraft für das Total der Krankheit besaßen, wohl aber den Organismus angriffen, ihn schwächten und ihm andere chronische Arzneikrankheiten zur Zugabe beibrachten« (Organon, Anm. 167 zu § 203).

3. *Hahnemanns* Nachfolger - unter ihnen so berühmte wie *J.T. Kent* und *J.H. Allen* - modifizierten seine Lehre von den chronischen Krankheiten in einigen Punkten. Und diese Modifikationen werden in der Praxis täglich bestätigt:

a) sie fügten zu Psora, Syphilis und Sykosis und der Arzneimittelkrankheit noch eine fünfte hinzu: die Tuberkulinie,

b) sie erforschten Sykosis, Syphilis und Tuberkulinie noch wesentlich eingehender und gewannen einige neue Erkenntnisse, die bei der heutigen Behandlung dieser Krankheiten unbedingt berücksichtigt werden müssen,

c) während *Hahnemann* noch davon ausging, daß man eine solche chronische Krankheit durch Anstekkung erwarb (daher auch der häufig gebrauchte Ausdruck »Miasma«, was so viel wie »Ansteckung« bedeutet), stellten seine Nachfolger fest, daß sie auch vererbt werden können. Eine Tuberkulose oder eine Syphilis des Großvaters können also erhebliche Folgen für den Enkel haben!

d) sie gewichteten die destruktiven Wirkungen der chronischen Krankheiten auf den Organismus etwas anders. Danach ist es so, daß zwar die Psora die Urmutter aller Krankheiten ist, ohne die es die anderen gar nicht gäbe - ein sykotischer Patient ist also immer gleichzeitig auch psorisch! -, aber die Psora ist die relativ harmlosere von allen fünf. Tiefgreifende Veränderungen oder Zerstörungen im Organischen gibt es meist nur, wenn sie mit einer oder mehreren anderen kombiniert ist. Je mehr chronische Krankheiten miteinander verflochten sind, desto gefährlicher und destruktiver ist ihre Wirkung.

e) sie stellten fest, daß seit *Hahnemann* besonders die Sykosis und die Tuberkulinie erheblich zugenommen und sich ausgebreitet haben. Und gerade die Verbindung von Psora und Tuberkulinie und Sykosis ergibt die hartnäckigsten und schwersten Krankheitszustände.

Wenn einmal ein Bild gebraucht werden darf, dann ist eine solche chronische Krankheit das Terrain, der Boden, auf dem ganze bestimmte, für diesen Boden typische Pflanzen (= Krankheiten) wachsen. Wie draußen in der Natur auf Sandboden andere Blumen und Früchte wachsen als auf Sumpfboden, so bringt die Sykosis andere Krankheiten hervor als die Syphilis oder die Tuberkulinie. »An ihren Früchten sollt ihr sie erkennen« - diese biblische Weisheit läßt sich ohne weiteres auch auf die Erkennung der chronischen Krankheiten übertragen. So greift z.B. die Syphilis hauptsächlich das Gehirn, das Rückenmark und die Knochen an. Multiple Sklerose, Parkinson und ähnliche Erkrankungen haben daher deutlich syphilitische Züge.

Die Sykosis wirkt sich hauptsächlich auf die Schleimhäute, zuerst die des Urogenitalsystems, später auch auf andere, aus, wo sie Entzündungen und Wucherungen hervorbringt. Dauernde Blasen-, Harnröhren-, Nieren-, Eierstocks- und Gebärmutterschleimhautentzündungen, später auch Asthma und ähnliche Erkrankungen sind typisch sykotisch.

Die Tuberkulinie sucht sich als Angriffsfeld die Bronchien und die Lungen aus, überzieht aber später den ganzen Körper. Wenn beispielsweise der Keuchhusten als erste Kinderkrankheit, und dazu vielleicht noch besonders schwer, auftritt, und das Kind danach von einer Erkältung in die andere - vor allem mit Beteiligung der Bronchien - geht, dann ist das ein Zeichen von Tuberkulinie.

Dies waren nur ein paar grob gezeichnete Beispiele. Über nähere Einzelheiten muß man sich in weiterführender Literatur unterrichten, z.B. in *J.H. Allen*: »Die chronischen Krankheiten. Die Miasmen«.
Hier sollte nur gezeigt werden, daß der geübte Homöopath häufig schon an dem, was der Patient an Leiden hinter sich hat, erkennen kann, mit welcher chronischen Krankheit dieser behaftet ist. Damit ist noch lange nicht das Mittel für diesen Patienten gefunden, denn das muß in jedem Falle nach der Gesamtsymptomatik, die der zu Behandelnde bietet, ausgesucht werden. Aber es wird dann eines aus der Reihe der Mittel sein müssen, die kräftig genug sind, die entsprechenden chronischen Krankheiten zu heilen.

Wenn nun mehrere dieser chronischen Krankheiten miteinander kombiniert sind, dann wird es besonders schwierig. Man erkennt das Vorliegen einer solchen Kombination oft schon bei der Fallaufnahme: Der Patient hat Symptome, die nicht nur einem einzigen, sondern mehreren Miasmen zugehören. Sie entsprechen nicht einem Mittel, sondern mehreren, so daß man in Versuchung geraten könnte, ihm drei oder vier Mittel auf einmal zu verordnen. Aber gerade dies wäre der größte Fehler, den man begehen könnte, denn man würde den Patienten niemals heilen, sondern nur fürchterlich durcheinander bringen.

Man stelle sich ein Wollknäuel vor, in dem drei, vier oder gar fünf lange Fäden ineinander verwickelt und verklumpt sind. Drei oder vier Fadenenden schauen hervor - aber jeder weiß, daß nun alles darauf ankommt, das richtige Fadenende zu finden, wenn man das Knäuel ohne Verknotungen und Verwirrungen aufrollen will. Meist wird es das Fadenende sein, das zuletzt eingearbeitet wurde und die oberste Schicht bildet. Genauso ist es bei der Behandlung kombinierter chronischer Krankheiten: sie müssen schichtweise abgetragen werden, und zwar die oberste, letzte Schicht zuerst! Zum Verständnis dieser Sache konstruieren wir ein Beispiel: Ein Patient im Alter von 40 Jahren kommt wegen seiner schweren rheumatoiden Gelenkbeschwerden und dauernder Ischialgien in Behandlung. Die Anamnese ergibt, daß er schon mit einer Kombination von Psora und Tuberkulinie geboren wurde. Der tuberkulinische Anteil war daran zu erkennen, daß sein Großvater an Tuberkulose starb, und er selbst mit einem halben Jahr den Keuchhusten sehr schwer hatte. Bis zum 10. Lebensjahr litt er ständig unter Bronchitiden und ähnlichen Erkrankungen, einmal sogar lag er mit einer Hirnhautreizung im Krankenhaus. Dies alles wurde erst besser nach einer sechswöchigen Verschickung an die Nordsee. (Das alles sind typisch tuberkulinische Erscheinungen; man

lese dazu das Arzneimittelbild von *Tuberculinum*!)
Als Teenager quälten ihn häufig juckende Ausschläge
an den verschiedensten Köperpartien, er schwitzte
viel, hatte großen Durst, starkes Verlangen nach Sü-
ßigkeiten, und es war ihm überall zu warm. In dieser
Zeit war also der psorische Anteil in den Vordergrund
getreten, während die Tuberkulinie in eine Latenz-
phase abgetaucht war. Mit 25 Jahren infizierte er sich
mit Tripper, der natürlich allopathisch behandelt und
damit unterdrückt wurde. Nun war die Sykosis dazu-
gekommen. Bald darauf fingen die ersten Ischialgien
und Gelenkbeschwerden an. Das zwang ihn dazu,
immer öfter zu Schmerzmitteln zu greifen, was langsam aber sicher zu einer Verstopfung und Schlaflosigkeit führte. Und damit war also auch noch eine Arzneimittelkrankheit aufgepfropft worden. Wir hätten
somit drei Schichten mit vier verschiedenen Kompo-
nenten vor uns:

Arzneimittelkrankheit
Sykosis
Psora + Tuberkulinie

Dementsprechend wird er höchstwahrscheinlich auch
jetzt noch aus jeder dieser vier chronischen Krankheiten Symptome aufweisen: seine starke spastische
Obstipation signalisiert die Arzneimittelkrankheit,
seine Gelenk- und Ischiasbeschwerden und ab und zu
ein Brennen oder Jucken in der Harnröhre sind typisch für die Sykosis, gelegentliche Hauteruptionen
mit quälendem Jucken erinnern an die Psora, und sogar die Tuberkulinie manifestiert sich heute noch

durch seine große Furcht vor Hunden und seine fast nicht bezähmbare Reiselust. Wo sollte man nun da mit der Mittelwahl anfangen?

Würde man die herausragenden psychischen Symptome (Hundefurcht, Reiselust = Tuberculinum) zum Ausgangspunkt der Mittelwahl machen und *Tuberculinum* geben, dann würde man sein blaues Wunder erleben: der Patient käme völlig durcheinander, er fühlte sich schlechter, und diverse Leiden und Krankheitserscheinungen träten auf, die nur schwer wieder zu beruhigen sind. Man hätte die unterste Schicht zuerst gegriffen, dadurch Konfusion gestiftet, und den Patienten von der Heilung weggebracht.

Wenn man dagegen mit der Behandlung bei der obersten, zuletzt dazugekommenen Schicht beginnt und beispielsweise *Nux vomica* (Verstopfung nach Arzneimittelmißbrauch) gibt, dann wird man erleben, daß der Patient sich wohler fühlt, seine Obstipation und Schlaflosigkeit schwindet, und nach einiger Zeit sich Symptome einstellen, die anzeigen, daß nun die nächste Schicht nach dem passenden Mittel verlangt. In unserem (konstruierten) Beispiel werden sich entweder die Ischialgien oder die Gelenkbeschwerden oder das Brennen in der Harnröhre verschlimmern und durch bestimmte Modalitäten andeuten, welches Mittel aus der Reihe der Antisycotica nun das Simile sein wird. Dieses wird dann die aufgepfropfte Sykosis ausheilen, wobei man ihm gründlich Zeit lassen muß - Wochen und Monate! Es muß sogar der gonorrhoische Ausfluß wiederkehren, was anzeigt, daß man an der Endstufe der Heilung der Sykosis angelangt ist. Dieser Ausfluß - in dem übrigens dann keine Gonokokken nachweisbar sind - muß äußerlich absolut unangetastet bleiben, bis er von allein aufhört! Dann hat man die zugrundeliegende, vererbte Kombination von Psora und Tuberkulinie vor sich, und die Lebenskraft wird wieder durch deutliche oder diskrete Symptome signalisieren, welche von diesen beiden nun zuerst angepackt werden muß. Dem Patienten ist es die ganze Zeit über besser gegangen, er hat sich - langsam aber sicher - immer wohler und kräftiger gefühlt, obwohl er zwischendurch manche Reaktionen hinnehmen mußte. Solange aber diese Reaktionen darin bestanden, daß etwas von innen nach außen, vom Zentrum an die Peripherie, verlagert wurde, lief alles richtig! Denn gerade bei der Behandlung chronischer Krankheiten gilt: Je mehr man an die Oberfläche des Organismus (z.B. die Haut) bringt, desto eher geht es auf die Heilung zu.

Dies war natürlich nur ein konstruiertes Beispiel, das als einfaches Paradigma für die Behandlung kombinierter chronischer Krankheiten dienen sollte, und das in der Realität der täglichen Praxis noch manche Variationen erfahren kann. Grundsätzlich aber gilt immer:

1. Man muß immer mit der letzten Schicht anfangen! Wenn man falsch anfängt gibt es eine Konfusion, und das wäre noch das harmloseste Übel! Wenn man nämlich Pech hat, dann verstärkt man dadurch, daß man das falsche Ende der Fäden erwischt hat, nur die Verbindungen, die die einzelnen Miasmen miteinan-

der eingegangen sind, ja, man kann sie sogar untrennbar machen!

2. Hat man dagegen richtig angefangen, dann wird - unter ständiger Besserung des Patienten - der Organismus durch Hervorbringen oder Verstärkung von Symptomen anzeigen, wann die nächste Schicht zur Behandlung »freigegeben« ist, und welches Mittel dabei gebraucht wird. Das dürfen dann aber keinesfalls nur kurzfristig aufretende Symptome sein, sondern sie müssen sich als »feststständig« erweisen.

Jeder wird einsehen, daß eine solche Behandlungsweise - und sie ist die einzige, die zum Erfolg führt! - einerseits exakte Beobachtung des Patienten voraussetzt, andererseits langen Atem und Denken in großen Zeiträumen erfordert. Mit schnellem und häufigem Mittelwechsel macht man das Törichste, was man bei der Behandlung chronischer Krankheiten überhaupt tun kann! Auch ist es absolut fehlerhaft, bei jedem kleinen Leiden, das zwischendurch im Verlauf einer solchen Kur auftritt, gleich mit irgendwelchen großen Mitteln »dazwischen zu schießen«. Denn meist sind solche Leiden nur Reaktionen der Lebenskraft, die der Heilung dienen und darum keinesfalls gestört werden dürfen. Man sollte daher eine solche Behandlung nie unternehmen, ohne die Gesetze über den Verlauf der Kur zu kennen (vgl. G. Risch, Homöopathik - die Heilmethode *Hahnemanns*, Kap.: Der Verlauf der Kur; oder R.G. Miller, Synopsis der homöopathischen Theorie).

Ganz besonders schwierig wird die Mittelwahl, wenn man z.B. Kleinkinder behandeln soll, die an Krankheiten leiden, denen eine Kombination chronischer Krankheiten zugrundeliegt, die sich aber »einseitig« manifestieren, wie etwa Neurodermitis. (Zu den sog. »einseitigen Krankheiten« vgl. *Hahnemann*, Organon § 172-184) Man hat in solchen Fällen meist nur die Symptome der Haut und sonst nichts. Wenn man dann nicht ein ganz besonders charakteristisches Symptom der Haut finden kann - wie z.B. die honiggelbe, klebrige Absonderung, die für *Graphites* typisch ist - dann wird die Mittelwahl unmöglich. Man kann dann nur noch von den Krankheiten der Vorfahren ausgehen, bei denen sowieso der Grund für die Neurodermitis liegt. Aber auch hier gilt wieder: die zeitlich zuletzt in der Vorfahrenreihe aufgetretene chronische Krankheit muß zuerst in Angriff genommen werden. Wenn also beispielsweise die Mutter deutlich sykotisch war (viel Ausfluß oder Pilzerkrankungen im Genitalbereich), und der Großvater Tuberkulose hatte, dann sollte man nicht mit einem Antituberkulinikum beginnen, sondern mit einem Antisykotikum. Aber schwierig bleibt der Fall trotzdem, da man ja wegen des Mangels an Symptomen nicht weiß, welches Mittel aus der Reihe der Antisykotika gegeben werden muß. Man kann dann nur noch dem Vorschlag *Hahnemanns* folgen, den er bei der Besprechung der einseitigen Krankheiten macht: ein Mittel zu geben, das vielleicht von ferne eine Beziehung dem Fall haben könnte, und darauf zu warten, daß durch dieses Mittel einige Symptome »aufgestochert« werden, die nun zur Wahl des nächsten dienen können. Man will also absichtlich »schlafende Hunde wecken«, um weiterzukommen. Denn ohne Symptome ist der Homöopath machtlos.

Also auch bei den chronischen Krankheiten gilt der Grundsatz der Homöopathie: Die Symptome sind die Sprache des Organismus, mit denen er nach bestimmten Mitteln ruft, die dieser Symptomatik ähnlich zu sein haben. Und wenn keine wahlanzeigenden Symptome vorhanden sind, dann kann kein Mittel verordnet werden. Daher muß auch bei den chronischen Krankheiten die ganze Aufmerksamkeit des Behandlers darauf gerichtet sein, brauchbare Symptome von seinen Patienten zu erhalten. Aber während bei den akuten Krankheiten die Ähnlichkeiten verhältnismäßig vordergründig zu bestimmen sind, liegen sie bei den chronischen viel tiefer und verborgener. Das Beispiel des Kindes mit der Neurodermitis mag dies verdeutlichen: Die Erscheinung der Haut (die Eruption, das Jucken, das Kratzen) sind viel zu vordergründig, um danach ein Mittel wählen zu können, während in der Sykosis der Mutter und der Tuberkulose des Großvaters die eigentliche Ähnlichkeit zum heilenden Mittel liegt.

Zum Schluß dieses Kapitels sei angemerkt, daß für den, der chronische Krankheiten behandeln will, diese im Telegrammstil beschriebenen Grundregeln noch nicht ausreichen. Er muß daher immer bemüht sein, sein Wissen in dieser Sache zu vertiefen. (Siehe Literaturverzeichnis!) Aber auch das ist klar: Die Homöopathie ist die einzige Heilmethode, die chronische

Krankheiten heilen kann, weil nur sie die Medikamente besitzt, die bis in die »Lebenskraft«, das Steuerungszentrum des menschlichen Organismus, hineinreichen und dort die krankhaften »Verstimmungen« in Ordnung bringen können, die Ursache dieser chronischen Krankheiten und all ihrer Auswirkungen sind.

Die Potenzen

Stellen wir nun noch einige Betrachtungen über die Dosierung homöopathischer Arzneimittel an. Als grundsätzliche Bemerkung sei vorangestellt, daß in der Homöotherapie das Wichtigste das Auffinden des Simillimums ist, nicht die Frage der Dosierung. Ein falsch gewähltes Heilmittel kann niedrig oder hoch potenziert sein - es wird nichts nützen! Wenn wir also über Potenzhöhe oder Gabenwiederholung sprechen, dann nur unter der Voraussetzung, daß es sich dabei um das passende Arzneimittel handelt. Aber auch dann gilt - wie immer in der Homöopathie - als oberste Regel, daß die Dosis der Arzneigabe dem Patienten individuell angepaßt sein muß. Es gibt ausgesprochen empfindliche Menschen, die schon auf einen Tropfen einer »sanften« LM-Potenz heftig reagieren, während andere ohne weiteres fünf Tropfen davon nehmen und diese Gabe sogar täglich wiederholen können. Wir erinnern uns, daß *Hahnemann* manche Menschen nur an einer Hochpotenz riechen ließ, was für sie schon zu ihrer Heilung genügte. Ein Behandler, der hier unumstößliche Regeln und Gesetze aufstellen wollte, würde vergessen, daß die Homöopathie eine Naturheilmethode ist, und das bedeutet, daß sie sich nicht nur nach den Gesetzen der Natur im allgemeinen, sondern vor allem nach den Gesetzen der Natur des einzelnen Menschen richtet. Und da gibt es gewaltige Unterschiede. Wenn im folgenden dennoch einige Regeln dargeboten werden, dann handelt es sich dabei um Durchschnittsergebnisse, die die Erfahrung gebracht hat.

1. Tiefpotenzen (etwa D 1 - D 8 oder C 1 - C 4) haben ihren Wirkungsbereich hauptsächlich bei akuten oder lokalen Erkrankungen, oder ihre Wirkung ist ausgesprochen organotrop. Man kann sie öfters am Tage wiederholen. Bei eintretender Besserung reduziert man die Gabe immer mehr, bis die Heilung vollständig ist. Es kommt dabei natürlich auch darauf an, was für eine Erkrankung man vor sich hat. Sieht man sich zum Beispiel einem akuten *Aconit*-Fieber gegenüber, dann kann man etwa stündlich 5 Tropfen *Aconitum D 6* geben, bis Schweißausbruch eintritt, der in diesem Fall - wenn auch die Fieberkurve einen Abwärtstrend bekommt - ein gutes Zeichen wäre. Man würde dann die Gaben auf 3 x täglich 5 Tropfen beschränken, und wenn die Heilung weiter fortschreitet über 2 x tgl. bis 1 x tgl. 5 Tropfen herabgehen, bis keine Arzneigabe mehr nötig ist. *Aconitum* ist übrigens ein »stürmisches« Mittel (= der Sturmhut) und wirkt darum rasch. Wenn sich bei dessen Einnahme innerhalb von 24-36 Stunden nichts Positives getan hat, dann wurde das Mittel falsch gewählt und man muß ein besseres suchen. Will man aber vielleicht eine hartnäckige Cystitis, die *Cantharis* entspricht, mit einer Tiefpotenz angehen, dann gibt man *Cantharis D 6, 2-3 x tgl. 5 Tropfen.* Wie schon erwähnt, kommen Tiefpotenzen bei chronischen Krankheiten im Sinne *Hahnemanns* nicht in Frage.

2. Mittlere Potenzen (D 12-D 15, C 12-C 15): Für sie gilt im Grunde das Gleiche wie für die Tiefpotenzen,

nur daß die Gaben weniger oft wiederholt werden, also bei nicht akuten Zuständen 1 x täglich bis 2 x wöchentlich.

3. Hoch- und Höchstpotenzen (D 30, D 200, D 1000, C 30, C 200, C 1000 und höher, LM-Potenzen über LM XII): Es ist ein weitverbreiteter Irrtum, zu meinen, diese Potenzen kämen nur bei chronischen Erkrankungen in Betracht. Ganz im Gegenteil! Auch sie finden bei akuten und fieberhaften Krankheiten Verwendung, und zwar mit bestem Erfolg. Nur muß man sich bei ihrem Einsatz klarmachen, daß man bei einer Hochpotenz immer nur dann Erfolg haben wird - in akuten wie in chronischen Fällen - wenn das Mittel genau ausgewählt ist. Man muß mit einer Hochpotenz unbedingt »ins Schwarze« treffen.

Ist dies gelungen, wird eine Hochpotenz in jedem Falle schneller, gründlicher und dauerhafter wirken und heilen als Tiefpotenzen. Auch hier gilt, was immer schon gesagt wurde: Man muß sie auswirken lassen! Und wie lange eine solche Potenz wirkt, hängt vom Patienten und seiner Konstitution ab. Man wird den Patienten also genau beobachten müssen, um den richtig gewählten Zeitpunkt zu finden, an dem eine Hochpotenz wiederholt werden darf. Aber es ist eigentlich ganz einfach: Solange eine Besserung fortschreitet, wird nicht wiederholt! Bei akuten Krankheiten kann die Wiederholung der Arzneigabe früher, oft wesentlich früher, notwendig werden als bei chronischen.

Bei einem *Aconit*-Fieber würde das etwa so aussehen, daß man 5 Kügelchen *Aconitum C 30* in einem Glas reinen Brunnenwassers auflöst und den Patienten 1-2 Schlucke davon nehmen läßt. Setzt darauf Besserung ein, wartet man, bis die Besserung stagniert. Erst dann läßt man den nächsten Schluck nehmen, nachdem man vorher ein paarmal kräftig mit einem nicht metallischen Löffel umgerührt hat. Besserung bedeutet in diesem Fall, daß innerhalb von Stunden erleichternde Schweiße auftreten, die Fieberkurve Abwärtstendenzen zeigt, der Patient sich wohler fühlt oder in einen natürlichen Heilschlaf verfällt. Sollte die Gabe wiederholt werden müssen, hat dies natürlich nur Sinn, wenn keine neuen, das Krankheitsbild ändernden Symptome aufgetreten sind. Ist dies der Fall und bietet der Patient ein völlig neues Bild, muß selbstverständlich eine diesem neuen Bild entsprechende Arznei gegeben werden.

Das Auflösen der Kügelchen in Wasser - man kann natürlich auch ein paar Tropfen einer Dilution in ein Glas Wasser geben - ist nicht unbedingt nötig. Dieses Vorgehen hat jedoch den Vorteil, daß bei der Gabenwiederholung kräftig umgerührt und damit die Potenz etwas erhöht werden kann, so daß nicht genau derselbe Reiz wie bei der ersten Gabe ausgeübt wird. Aber man kann die Kügelchen und Tropfen auch einfach auf oder unter die Zunge geben.

Bei chronischen Erkrankungen ist der Abstand bis zur Gabenwiederholung erfahrungsgemäß wesentlich größer. Wie schon gesagt, man muß gerade bei der

Behandlung einer chronischen Krankheit jede Arzneigabe auswirken lassen. Gerade die erfahrensten Homöotherapeuten warnen immer wieder davor, die Arznei zu früh zu wiederholen. Erst wenn die Besserung stillsteht und sich wieder die alten Symptome zeigen, darf erneut eine Hochpotenz gegeben werden, und zwar entweder noch einmal dieselbe Potenz, was nicht allzu oft geschehen sollte, oder eine höhere. Also beispielsweise als 1. Gabe eine C 30, nach 4 oder 6 Wochen, wenn Rückfälle auftreten, noch einmal als 2. Gabe eine C 30, nach wieder 6 Wochen, falls noch keine endgültige Heilung eingetreten ist, als 3. Gabe eine C 200 und evtl. nach 12 Wochen, wenn erforderlich, als 4. Gabe eine C 1000. Auch hierbei muß vorausgesetzt sein, daß die Symptomatik sich nicht geändert hat und kein anderes Mittel erforderlich wird. Eine Ausnahme hiervon bilden die LM-Potenzen, die man täglich wiederholen kann. Vor dem Einnehmen muß das Fläschchen aber jedesmal 10 x kräftig geschüttelt werden, um die Potenzierung ein Stückchen höher zu treiben. Manche Firmen stellen die LM-Potenzen als Dilution her. Dabei ist es einfach, diese Schüttelvorschrift *Hahnemanns* zu befolgen. Andere Firmen bringen die LM-Potenzen als Globuli in den Handel. Wenn man nur im Besitz solcher Kügelchen ist, dann muß man einige wenige davon in einem 10 ml-Fläschchen in etwas Wasser lösen, etwas 45 %igen Alkohol der Haltbarkeit wegen dazugeben und dieses Fläschchen dann jedesmal vor dem Einnehmen 10 x schütteln. Im allgemeinen nimmt man davon 1 x täglich 5 Tropfen. Es gibt aber auch Patienten, die auch auf eine LM-Potenz empfindlich reagieren. Dann genügen 3 Tropfen oder 1 Tropfen täglich. Manchmal muß man noch vorsichtiger sein - man merkt das an der Reaktion des Patienten - und verabfolgt nur 3 x oder 2 x wöchentlich eine Gabe. Zuweilen muß man sogar die Gabe soweit reduzieren, daß man 1 Tropfen in 1 Glas Wasser geben, kräftig mit einem nichtmetallischen Löffel umrühren und davon 1 Teelöffel in ein 2. Glas Wasser rühren läßt. Ein Schluck aus diesem Glas kann dann schon genügen. Das alles ist ganz und gar keine Phantasterei *Hahnemanns*, der diese Anweisung gegeben hat. Man kann solche empfindlichen Patienten auch heute in der Praxis erleben. Voraussetzung ist allerdings, daß man das richtige Heilmittel gewählt hat, sonst wird man nicht solche Reaktionen erzielen.

Wie rasch wirken nun homöopathische Potenzen? Die weitverbreitete Meinung, Homöopathie wirke langsamer als Allopathie, ist ein bedauerlicher Irrtum, der nur aus Unkenntnis der Sache entstehen konnte. In Wirklichkeit liegen die Dinge anders. Ein homöopathisches Medikament »wirkt« ja gar nicht, sondern es gibt den Anstoß dazu, daß falsch ablaufende Funktionen im Organismus wieder in die richtige Bahn gelenkt werden. Was dann geschieht, hängt von dem Zustand des betreffenden Organismus und von der Art und Weise seines Funktionierens ab. Es gibt Menschen, deren Organismus immer schnell reagiert, bei anderen geht dies langsamer vor sich. Auch werden junge Menschen anders als alte reagieren. Und schließlich spielt auch die Art der Erkrankung eine wesentliche Rolle. Bei akuten Krankheiten wird die

Heilung schneller vonstatten gehen als bei chronischen. Diese Faktoren müssen alle berücksichtigt werden, wenn man eine Prognose in Bezug auf die schnelle oder langsame Wirkung homöopathischer Medikamente geben will - immer vorausgesetzt, sie sind richtig gewählt; denn falsch gewählte Mittel nützen nichts. Um dies zu verdeutlichen, sollen noch drei Beispiele angeführt werden.

1. Unsere 7jährige Tochter hatte Mumps. Sie lag mit 39° Fieber im Bett, hatte starke Schmerzen in den Ohrspeicheldrüsen, Kopfschmerzen, große Abgeschlagenheit und beidseitig sehr geschwollene Ohrspeicheldrüsen. Der Haus- und Kinderarzt war dagewesen, hatte die Diagnose bestätigt und uns gesagt, daß die Sache etwa eine Woche dauern werde. Er hatte solange strenge Bettruhe verordnet und einige Fieber- und Schmerzmittel dagelassen. Stattdessen erhielt sie 7 Tropfen *Phytolacca D 6*; ich hatte keine höhere Potenz in der Apotheke erhalten. Es war der erste Tag der Krankheit. Am nächsten Morgen erwachte sie völlig fieber- und schmerzfrei, die Ohrspeicheldrüsen waren abgeschwollen und wir konnten das Mädchen keinen Tag länger im Bett halten. Sie war und blieb gesund. Schneller kann auch kein allopathisches Mittel wirken.

2. Vor 16 Jahren verbrachte ich meine Sommerferien in einem Tiroler Gebirgsdorf. Eines Sonntags hatten mich meine Wirtsleute zu einer Tagestour mit dem Auto eingeladen. Fünf Minuten vor der Abfahrt erklärten sie, es könne leider nichts aus der Tour wer-

den, da ihre 12jährige Nichte, die auch mitfahren sollte, »wieder einmal ihre Bauchkrämpfe« habe. Seit ihrer Blinddarmoperation vor drei Jahren bekomme sie in unregelmäßigen Abständen - aber doch ziemlich oft - in und um die Narbe herum fürchterliche, reißende Schmerzen, die sie dazu zwängen, wenigstens einen Tag das Bett zu hüten. Sie seien so stark, daß sie durch keine Schmerzmittel gelindert werden könnten. Sie sei damit schon in vielen Kliniken gewesen, zuletzt in einer Universitätsklinik, und man habe ihr gesagt, daß es sich um Nervenschmerzen handle, weil bei der Operation versehentlich einige bestimmte Nerven durchgetrennt worden seien. Irgendwann würde sich das schon einmal bessern. Ich hatte zufällig *Hypericum C 12* dabei, wovon sie 5 Kügelchen bekam. Fünf Minuten später konnten wir abfahren. Das Mädchen setzte sich - zwar noch ewas verheult, aber unendlich erleichtert - in das Auto und erklärte, die Schmerzen seien nach Einnahme der Kügelchen sofort besser geworden und nach zwei Minuten völlig verschwunden. Sie machte die ganze Tour und eine lange Fußwanderung schmerzfrei und fröhlich mit. Nach drei Jahren logierte ich wieder bei denselben Wirtsleuten und erfuhr von ihnen, daß ihre Nichte nie wieder ihre Bauchschmerzen gehabt habe. Man nenne mir ein allopathisches Mittel, das so schnell, so nebenwirkungsfrei und so dauerhaft diesen Zustand beseitigen konnte wie das homöopathische *Hypericum*.

3. Ein 60jähriger Herr kam vor etwa zwei Jahren wegen seiner Psoriasis, an der er schon 25 Jahre litt, in die Sprechstunde. Er hatte alles mögliche dagegen

unternommen und sich in den letzten Jahren pfund-
weise mit Cortisonsalbe eingeschmiert. In der langen
Anamnese ergab sich, daß er *Sulfur* benötigte. Er erhielt es in der LM XVIII und dazu strengstes Salbenverbot. Vier Wochen später erschien er wieder und
beschimpfte mich fürchterlich, denn seine Schuppenflechte hatte sich grausam verschlimmert - eine Reaktion, die man häufig beobachten kann, wenn nach
längerem Cortisongebrauch die Salbe plötzlich wegge-
lassen wird und dazu noch ein passendes homöopathisches Medikament den Organismus anregt. Er war
jetzt über und über mit der Flechte bedeckt und
konnte sich den ganzen Tag nur kratzen. Ich konnte
ihm nur erklären, er müsse diese »Durststrecke« ge-
duldig überstehen und dürfe auf keinen Fall ein anderes Medikament einnehmen. Sein Zorn wurde dadurch nicht gemildert und wir verabschiedeten uns
»mit den Ausdrücken gegenseitiger Hochachtung«.
Etwa ein Jahr später saß er zusammen mit mehreren
neuen Hautpatienten, die er mitgebracht hatte, im
Wartezimmer. Er sagte, daß er selbst nicht mehr zur
Behandlung brauche, denn er sei geheilt, und er ent-
schuldigte sich für seinen damaligen und inzwischen
längst vergangenen Zorn. Er habe trotz seiner Wut
meinen Rat befolgt und keine anderen Medikamente
genommen. Einige Zeit nach unserer Auseinanderset-
zung sei es langsam besser geworden und seit 1/4 Jahr
sei er nun von Kopf bis Fuß auf der Haut sauber, als
habe er nie Psoriasis gehabt. - Hier sieht man deutlich
die Wirkungsweise eines homöopathischen Medikaments in einem chronischen Fall. Der hochpotenzierte
Schwefel gab den Anstoß für eine Enwicklung, die

dann, entsprechend seiner Konstitution, seinem Alter und der Art der Erkrankung, einsetzte und automatisch ablief. Da die Haut die äußerste Region des Organismus ist und da die Psoriasis immer auf schwerwiegendere innere Störungen hinweist, die zuerst in Ordnung sein müssen, damit die Haut in Ordnung kommen kann, hat die Heilung hier ihre gute Zeit gebraucht. Jedoch ist dies der natürliche Weg, und wer auf dem Weg der Natur und ohne Schaden für den Patienten heilen will, wird es niemals anders schaffen. Erfahrene Homöopathen - von *Hahnemann* angefangen - setzen bei solch einer tiefsitzenden chronischen Erkrankung wie der Psoriasis eine Zeit von mindestens 3-4 Monaten an, nach denen man überhaupt erst die Anzeichen einer Besserung sehen kann. Schneller aber schafft auch kein anderes Medikament in solch einem Fall eine Heilung.

Die Mißerfolge

Machen wir uns nun noch, nachdem wir das Wichtigste über die Anwendung der Homöopathie gehört haben, ein paar Gedanken darüber, wodurch bei dieser Heilmethode Mißerfolge entstehen können. Hierfür gibt es mehrere Gründe. Wir wollen sie in der Reihenfolge ihrer Wichtigkeit aufzählen:

1. *Falsch gewähltes Heilmittel.* Das ist bei weitem der häufigste Grund. In den allermeisten Fällen von Mißerfolg hat nicht die Homöopathie versagt, sondern der, der sie verordnete. Er hatte nicht das Simillimum gefunden. Man hatte nicht genügend Zeit, man hatte nicht richtig zugehört, man übersah Wichtiges, man hatte falsch hierarchisiert, der Patient machte zu wenige Angaben, oder was es sonst noch für Gründe geben mochte: Man wird ein demütiger Mensch, wenn man die Homöopathie ausübt, obwohl oder gerade weil man weiß, daß man eine Heilmethode kennt, bei der kranke Menschen Chancen haben, die ihnen sonst nirgendwo geboten werden. Bei Mißerfolgen suche man zu allererst die Schuld in der falschen Wahl des Arzneimittels.

2. *Falsche Herstellung des Arzneimittels.* Auch darin kann ein Grund liegen. Wenn die Mittel nicht nach den Vorschriften *Hahnemanns* hergestellt sind, wird man keine Erfolge mit ihnen haben. Darum verwende man nur Arzneimittel von anerkannten Firmen.

3. *Falsche Dosierung.* Besonders bei chronischen Krankheiten kann es vorkommen, daß man mit Tiefpotenzen keine Erfolge, keine echte Heilung, erzielt.

4. *Nichtzuständigkeit der Homöopathie.* Wir sprachen schon davon, daß es Fälle geben kann, die zu einem Facharzt gehören, um dort zum Beispiel chirurgisch oder psychotherapeutisch behandelt zu werden.

5. *Unheilbarkeit des Falles.* Auch das kann es geben. Wo die »Lebenskraft« nicht mehr reagiert, wo sie erstorben ist, kann die Homöopathie nicht mehr helfen.

Das Rezeptieren

Das Rezeptieren homöopathischer Mittel ist denkbar einfach. Man schreibt den Namen des gewünschten Mittels auf das Rezept, dahinter die Potenzhöhe und die abzugebende Menge. Wünscht man, daß der Patient eine Originalpackung einer bestimmten Firma erhält, notiert man dies dahinter. Dann weist man die Apotheke an, die Dosierung auf der Flasche zu vermerken. Einige Beispiele:

Aconitum D 6, dil. 10,0, O.P. DHU
S. 3x tgl. 5 Tropfen

oder

Nux vomica D 12, glb. 10,0, O.P. ISO
S. nach dem Erwachen 10 glb.

oder

Kalium bichromicum D 12, tbl. 10,0, O.P. Staufen-Pharma
S. abends 1 Tbl.

oder

Lycopodium LM XII, 10,0, O.P. Arcana
S. vor dem Schlafengehen 5 gtt, vorher 10 x schütteln

oder

Lachesis C 200 glb.
D. glb. Nr. X, S. 7.12.1993, 20 Uhr

oder

Calcium phos. D 6, trit, 20,0, O.P. DHU
S. 2 x tgl. eine Messerspitze

Die Abkürzungen haben dabei folgende Bedeutung:

dil.	= Dilution	= Lösung
glb.	= Globuli	= Kügelchen
trit.	= Trituration	= Verreibung
tbl.	= Tabulettae	= Tabletten
O.P.	= Orginalpackung	
gtt.	= guttae	= Tropfen
S.	= signa	= bezeichne, beschrifte
D.	= detur oder dentur	= es soll(en) gegeben werden
Nr.	= numero	= Anzahl

Schwierigkeiten bereitet manchmal die Verordnung von einer einzigen Gabe einer Hochpotenz, weil manche Apotheken verständlicherweise nicht bereit sind, 3, 5, 7 oder 10 Kügelchen einer Hochpotenz abzugeben, besonders dann nicht, wenn sie nicht auf Homöopathie spezialisiert sind. Sie verkaufen dem Patienten eine Originalpackung, die meist 10 Gramm enthält. Man muß dann dem Patienten einschärfen, daß er auf keinen Fall mehr als die vorgeschriebene Gabe -

und die nur ein einziges Mal - nehmen darf! Es könnte sonst geschehen, daß er statt einer schönen Heilung eine komplette Arzneimittelprüfung durchmacht, wenn er über längere Zeit täglich eine Hochpotenz einnimmt. Dabei kann zwar nichts Gefährliches passieren - außer daß die Wirksamkeit von Hochpotenzen demonstriert wird -, aber der Patient ist nicht als Arzneimittelprüfer zu uns gekommen, sondern als Heilungssuchender. Wenn man also keine Apotheke in der Nähe hat, die sich den Gesetzen der Homöopathie anpaßt, sammelt man sich am Besten einen Vorrat von Hochpotenzen und gibt sie in der Praxis während der Sprechstunde ab.

Die Komplexhomöopathie

Zum Schluß sei noch ein Blick auf die »Komplexhomöopathie« geworfen. Dabei handelt es sich um die Verordnung von Mischungen homöopathischer Arzneimittel. Viele Firmen bieten solche Mischungen an und zugleich auch ein Indikationsverzeichnis, aus dem hervorgeht, bei welchen Zuständen man welche Komplexe einzusetzen hat. Meist handelt es sich dabei um zusammengemixte Tiefpotenzen, die nach organotropen Gesichtspunkten ausgewählt wurden.

Zunächst sei festgestellt, daß auch diese Komplexmittel ihre Wirkung haben - je nach ihrer guten oder schlechten Zusammensetzung natürlich auch mehr oder weniger gute Wirkungen. Hinter manchen steht jahrelange positive Erfahrung, andere wieder sind nur aus merkantilen Gründen auf dem Markt. Bevor man sie aber anwendet, muß man sich darüber im Klaren sein, daß man mit ihnen keine Homöopathie im Sinne *Hahnemanns* betreiben kann. Das hat folgende Gründe:

1. Die Komplexmittel sind als Komplex nicht am Gesunden geprüft. Man kann Sie daher nicht nach dem Ähnlichkeitsgesetz anwenden. Zwar sind die einzelnen Mittel, die sie enthalten, meist einer Arzneimittelprüfung unterzogen worden, aber wie ihre Komposition wirkt, ist unbekannt.

2. Manchmal enthalten sie Mittel, die sich gegenseitig in ihrer Wirkung aufheben.

3. Oft befinden sich in dem Komplex Mittel in tiefer Potenz, die ihre echte homöopathische Wirkung nur in Hochpotenzen entfalten, wie zum Beispiel *Phosphor, Mercur, Arsenicum album* usw. Diese in D 4 oder D 6 anzuwenden ist durchaus unhomöopathisch, weil sie dabei nicht auf die Funktion, sondern höchstens organotrop im allopathischen Sinne wirken, da sie ja noch eine gewisse Menge von dem nicht ungefährlichen und giftigen Ausgangsstoff enthalten.

4. Andere Komplexe wieder enthalten auch höhere und Hochpotenzen. Sie sollen meist 3 x tgl. eingenommen werden, was bei Hochpotenzen nicht angebracht ist.

5. Man kann sich durch den Einsatz von Komplexmitteln die Chance verbauen, das richtige Simillimum für eine echte Heilung zu finden, da sie das wahre Symptomenbild eines Menschen verwischen können. Auch wirken bei manchen Patienten gut gewählte Antimiasmatica nicht mehr richtig und tiefgreifend, wenn sie vorher schon in Tiefpotenz eingenommen wurden.

6. Bei akuten Krankheiten haben Komplexmittel meist eine zu lange Anlaufzeit.

Man sollte Komplexmittel daher nur einsetzen - wenn sie überhaupt angewandt werden müssen - unter folgenden Voraussetzungen:

a) Sie dürfen keine Antipsorica, Antisyphilitica, Antisykotica enthalten.

b) Sie sollen nur zur Drainage dienen.

c) Bei älteren Leuten, bei denen man keine tiefgreifenden und starken Reaktionen mehr riskieren will oder bei denen ein passendes Simillimum nicht mehr zu finden ist, weil sie voll von allopathischen Medikamenten sind, tun sie manchmal gute Dienste.

Homöopathische Literatur

Und nun noch ein Blick auf die homöopathische Literatur. Bevor wir aber das Literaturverzeichnis durchlesen, soll noch ein Satz *Dr. A. Voegelis* - dem Sinne nach - zitiert werden, der vielleicht geeignet ist, manchen an der Homöopathie Interessierten mit kleinem Geldbeutel wirksam zu trösten. »Wer echte Homöopathie betreiben will, der braucht dafür eigentlich nur drei Bücher, nämlich erstens das »Organon« von *Hahnemann*, zweitens das *Kent*'sche Repertorium und drittens eine gute Arzneimittellehre wie zum Beispiel den *Boericke*«. Und in der Tat könnte man mit diesen Büchern für den Anfang auskommen. Das »Organon« ist so etwas wie die Bibel oder der Katechismus des Homöopathen, man sollte es immer wieder systematisch durchlesen. Der »Kent« ist das Handwerkzeug, mit dessen Hilfe man zum richtigen Simillimum kommen kann. Er ist nicht billig, aber er ist sein Geld wert. Die Arzneimittellehre schließlich ist das Kontrollorgan des homöotherapeutischen Handelns. Mit ihr überprüft man, ob man das richtige Mittel gefunden hat, und dringt in den »Geist« der Mittel ein.

Trotzdem gibt es noch viele, wirklich interessante Bücher auf diesem Gebiet. Sie sollen - ohne Anspruch auf Vollständigkeit - im folgenden Literaturverzeichnis genannt werden.

Zunächst sollen einige allgemeinverständliche Einführungen in das Gebiet der Homöopathie erwähnt werden:

Kurt Hochstetter, Einführung in die Homöopathie und ergänzende Behandlungsmöglichkeiten, Band 2 der biologischen Taschenbuchreihe, Sonntag Verlag, Stuttgart
Gerhard Risch, Der sanfte Weg. Eine Information über Homöopathie für jedermann, Verlag Müller & Steinicke, München.
Dr. med. A. Voegeli, Heilkunst in neuer Sicht, Haug Verlag, Heidelberg
Dr. med. A. Voegeli, Das ABC der Gesundheit, Haug Verlag, Heidelberg
Gerhard Risch, Homöopathik - die Heilmethode *Hahnemanns*, Pflaum-Verlag, München.
Georgos Vithoulkas, Medizin der Zukunft, Verlag Wenderoth, Kassel.

Hahnemanns »Organon« der Heilkunst liegt in mehreren Ausgaben vor. Man achte beim Kauf auf zwei Dinge:

1.) Es ist ratsam, eine Original-Ausgabe zu erwerben, also eine, die absolut wortgetreu ist. Zwar ist der Stil *Hahnemanns* manchmal etwas umständlich, und man kann daher sein »Organon« nicht wie eine Boulevard-Zeitschrift lesen, sondern muß öfters innehalten, um die langen Sätze zu »verdauen«. Dafür hat man aber *Hahnemann* selbst! Übersetzungsversuche in moderne, flüssige Sprache enthalten - bewußt oder unbewußt - doch ab und zu Uminterpretationen!

2.) Man besorge sich unbedingt die 6. Auflage! Denn an seinem »Organon« hat *Hahnemann* bis zuletzt immer wieder gearbeitet und von Auflage zu Auflage neue Erkenntnisse und Erfahrungen in ihm untergebracht. Die 1. Auflage erschien 1810, die 6. Auflage vollendete er kurz vor seinem Tod 1843. Sie wurde aber erst 1921 aus dem Besitz seiner Erben zur Veröffentlichung erworben. In dieser hat er seine letzten Erkenntnisse niedergelegt, insbesondere stellt er darin die LM-Potenzen als Novum vor. Sie ist also sozusagen sein Vermächtnis an die Nachwelt. Wer echte Homöopathie betreiben und es dem Meister genau nachmachen will, der muß sich schon an dieser Zusammenfassung seiner Erkenntnisse orientieren.

Der genaue Titel lautet: Dr. med. Samuel *Hahnemann*, Organon der Heilkunst, 6. Auflage, Haug Verlag, Heidelberg. Die von Dr. Richard Haehl besorgte Ausgabe, Heidelberg, kann empfohlen werden, ebenso die in Stuttgart erschienene.

Homöopathische Repertorien gibt es viele. Das beste und umfassendste dürfte nach wie vor noch der »Kent« sein. *James Tyler Kent* (1849-1916) war einer der berühmtesten homöopathischen Ärzte und Lehrer in Amerika. Sein Repertorium liegt heute in einer deutschen und englischen Ausgabe vor. Wer die englische Sprache gut beherrscht, dem sei die englische Ausgabe empfohlen. Sie hat zwei Vorteile gegenüber der deutschen: Sie ist wesentlich billiger und im Aufbau etwas übersichtlicher. Ihr Titel lautet: Repertory of the homoeopathic Materia Medica by J.T. Kent,

A.M., M.D. Indian Edition, reprinted from Sixth American Edition, Jain Publishing Co, New Delhi. Sie ist zur Zeit auch im deutschen Buchhandel zu haben. Wer die englische Sprache nicht so gut beherrscht, sollte sich lieber die deutsche Ausgabe zulegen: Kents Repertorium der homöopathischen Arzneimittel, neu übersetzt und herausgegeben von Dr. med. Georg von Keller und Dr. med. Künzli von Fimelsberg, Haug Verlag, Heidelberg.

Eine andere Ausgabe dieses Repertoriums in deutscher Sprache stammt von Dr. med. Künzli von Fimelsberg und Dr. med. Michael Barthel: Kent's Repertorium Generale, Barthel & Barthel Verlag, Hohenschäftlarn. Sie ist um Zusätze einiger Autoren erweitert und enthält außerdem persönliche Hinweise Dr. Künzli`s auf besonders wichtige Symptome oder Mittel.

Das Kent'sche Repertorium enthält eine Unzahl von Symptomen, wovon manche wichtig, manche weniger wichtig sind. Ausgehend von der Überlegung, daß für die Mittelwahl nur die »auffallenderen, sonderlichen, ungewöhnlichen, eigentheitlichen, charakteristischen« Symptome zu verwenden sind, hat *Dr. O. Eichelberger* den Kent um die unwichtigen Symptome gekürzt. Er hat damit dieses Riesenwerk übersichtlicher und praktikabler gemacht: Dr. med. O. Eichelberger, Kent-Praktikum, Haug Verlag, Heidelberg. Vor allem für die Behandlung akuter Krankheiten eignet es sich sehr gut, ebenso für denjenigen, der Wert auf die charakteristischen Symptome der Mittel legt.

Einen Auszug aus dem Kent'schen Repertorium mit den wichtigsten Symptomen stellt die Lochkartei von Dr. med. Hans Leers dar. Für jedes Symptom wurden die auf der Karteikarte vorgedruckten Mittel gelocht und ihre Wertigkeit ausgezeichnet. Anhand eines Suchregisters zieht man die entsprechenden Karteikarten und legt sie übereinander. Das in Frage kommende Mittel fällt dann durch die durchgehende Lochung auf. Man kann diese Kartei über den Verfasser (Saarbrücker Allee 19, Merzig) beziehen.

Im Zeitalter der Personal-Computer kann man das Kent'sche Repertorium inzwischen auch als Software erhalten. Sie wird z. Zt. von vier verschiedenen Firmen unter dem Namen Homöolog, RADAR, MacRepertory und Samuel angeboten.

Vor Kent gab es schon einige Repertorien. *Hahnemann* selbst hatte sich schon handschriftlich ein solches Buch erstellt, es aber nicht veröffentlicht. Sein Freund Clemens Maria Franz von Bönninghausen (1785-1864) gab das erste brauchbare heraus. Auch *nach* Kent wurden weitere Arzneimittel geprüft, und es gab neue Symptome und neue Arzneimittel, also auch neue Symptomenregister. Darum hat sich in unseren Tagen Dr. med. Horst Barthel darangemacht, ein »Synthetisches Repertorium« herauszugeben, das das Kent'sche zur Grundlage hat, aber noch aus vielen anderen Quellen wichtige Ergänzungen enthält. Es ist dreisprachig, in englisch, französisch und deutsch abgefaßt. Allerdings umfaßt es nur die Gemütssymptome, die Allgemeinsymptome und die Schlaf- und

Sexualsymptome. Für den, der klassische Homöopathie betreibt, sind dies zweifellos die wichtigsten Rubriken. Dieses Werk ist also eine wertvolle Ergänzung zum Kent. Sein Titel: Synthetisches Repertorium, 3 Bände, herausgegeben von Dr. med. Horst Barthel, Haug Verlag, Heidelberg.

Das erst vor kurzem (1993) erschienene Repertorium homoeopathicum syntheticum - oder kurz »Synthesis« genannt - bietet ganz besondere Vorteile: Es umfaßt nicht nur den »Kent« und alles, was im »Synthetischen Repertorium« enthalten ist, sondern darüber hinaus noch viele andere Quellen, und es verläßt den etwas umständlichen Aufbau des deutschen Kent, indem es unter den einzelnen Kapiteln eine rein alphabetische Aufzählung der Symptome vornimmt. Zudem ist es ein Buch in Loseblatt-Form, und der Verlag hat versprochen, notwendige Ergänzungen, wie sie durch die fortlaufende wissenschaftliche Erforschung der homöopathischen Literatur immer wieder anstehen, in Austausch-Blättern nachzuliefern. Es ist im Verlag *Hahnemann* Institut für homöopathische Dokumentation, Greifenberg, erschienen. Man kann es auch als Software für den RADAR haben.

Ebenfalls 1993 ist in Amerika das wohl z. Zt. beste und umfassendste Repertorium herausgegeben worden. Es enthält noch viel mehr homöopathische Information als alle anderen zusammen, ist dabei aber durch seinen Bibeldünndruck in seinen äußeren Abmessungen und vom Gewicht her das kleinste und handlichste, dabei aber das preiswerteste. Leider kann

man es nur in Englisch haben. Sein Titel: Homoe-
pathic Medical Repertory by Robin Murphy, N.D.,
Hahnemann Academy of North America.

Der schon erwähnte C. von Bönninghausen legte ganz
besonderen Wert auf die Begleitsymptome (Con-
comittants). In seinem Repertorium kommt dies
deutlich zum Ausdruck. Es enthält zu jeder Sym-
ptomengruppe (z.B. Gemüt, Kopf, Magen usw.) eine
eigene Rubrik der Begleitsymptome, was oft von be-
sonderem Wert beim Repertorisieren ist. Leider ist es
zur Zeit nur in englischer Sprache zu haben. Sein Titel: Boenninghausen's Characteristics and Repertory,
translated, compiled and augmented by C.M. Boger,
M.D., Third Edition, B.Jain Publishers, New Delhi.

In der deutschsprachigen homöopathischen Literatur
gibt es noch zwei sogenannte »Symptomenver-
zeichnisse«. Sie sind nicht ganz so umfangreich wie
die genannten großen Repertorien. Man kann und soll
mit ihnen auch nicht so systematisch arbeiten wie
etwa mit dem Kent. Sie dienen dazu, unter einem
Symptomenstichwort die wichtigsten homöopathischen Arzneimittel zu finden, die dieses Symptom
hervorbringen und heilen. Diese Hinweise soll man
dazu verwenden, in einer Arzneimittellehre das für
den Patienten passende Mittel herauszusuchen. Durch
ihre Handlichkeit und ihre übersichtliche Ordnung
kann man auch mit ihnen gut arbeiten. Die Titel lau-
ten:

1. Dr. med. Mathias Dorcsi, Symptomenverzeichnis
   Haug Verlag, Heildelberg;

2. Dr. med. Karl Stauffer, Symptomenverzeichnis nebst vergleichenden Zusätzen zur homöopathischen Arzneimittellehre, Sonntag Verlag, Stuttgart

Ergänzungen zu den großen Repertorien können die folgenden Werke bieten:
Dr. med. Horst Barthel, Repertorium der Charakteristika, Barthel & Barthel Verlag, Hohenschäftlarn.
Dr. med. Hans Leers, Sammlung seltener Symptome, Haug Verlag, Heidelberg , 1973.
Unabridged Dictionary of the Sensations »As If« by James William Ward, A.M., D.M., F.A.C.S., Jain Publishing Co., New Delhi. (Dieses Werk - zwei Bände! - widmet sich allein den »Als-ob«-Symptomen!)
Herbert A. Roberts, M.D., »Sensations As If« - A Repertory of Subjective Symptoms, Jain Publishing Co., New Delhi.
J.H. Clarke, M.D., A Clinical Repertory to the Dictionary of Materia Medica, Health Science Press, Bradford
Dr. Lippes charakteristische Symptome von T.L. Bradford, ins Deutsche übertragen von Dr.R. Haehl, Heidelberg 1967.
Dr. C. von Bönninghausen, Die Körperseiten und Verwandtschaften, Heidelberg 1967.
Schließlich ist im »Boericke«, auf den noch bei den Arzneimittellehren hingewiesen wird, ein kleines, aber gutes Repertorium enthalten, mit dem man ebenso wie mit den Symptomenverzeichnissen arbeiten kann.

Wie man ein Repertorium gebrauchen soll, kann man im Vorwort zum Kent lesen. Aber auch in dem

Büchlein »Der richtige Gebrauch des Repertoriums von Dr. med. Glen Irving Bidwell, neu herausgegeben und bearbeitet von Dr. med. Heinz Zulla, Ulm 1960« wird man genau darüber informiert.

Bei den homöopathischen Arzneimittellehren gibt es ein besonderes Problem: Will man ein Mittel vollständig darstellen mit allen in den Prüfungen aufgetretenen und im klinischen Gebrauch verifizierten Symptomen, dann kommt man bei den größeren Mitteln auf mehrere Tausend Symptome.

Solch ein Mittelbild zu lernen, ist außerordentlich schwierig. Außerdem müßte man für jedes Mittel beinahe ein eigenes Buch schreiben. Und in der Tat waren die alten, gründlichen Arzneimittellehren des vorigen Jahrhunderts, die heute nur noch antiquarisch zu haben sind, riesige Volianten mit vielen Bänden. Schon die erste, nämlich *Hahnemanns* »Reine Arzneimittellehre«, hatte 6 Bände. In unseren Tagen hat es Dr. med. von Keller unternommen, für einige nicht einmal sehr große Mittel alle Symptome zu sammeln. Es ist jedesmal ein Buch daraus geworden. Sie sind im Haug Verlag, Heidelberg erschienen: Kreosotum 1973, Menyanthes 1973, Lilium tigr. 1974, Cimicifuga 1975, Sabina 1976, Staphisagria 1978, Psorinum 1983, Kalium carbonicum 1987. Man hat daher versucht, die Mittelbilder so zu beschneiden, daß dabei lern- und brauchbare, übersichtliche Bilder herauskamen. Daß dabei auch viele wertvolle Symptome »weggeschnitten« wurden, ist einzusehen. Leider gab es auch »Homöopathen«, denen völlig entfallen war, daß

Hahnemann gerade auf die sonderlichen und ausgesprochen merkwürdigen Symptome (§ 153 Organon) Wert legte. Sie fanden diese »komischen« Symptome lächerlich und merzten sie aus den Arzneimittelbildern aus. Solch eine Arzneimittellehre nannte man »gesichtet«. Man muß also, wenn man eine der heutigen Arzneimittellehren aufschlägt, wissen, daß man es dabei mit einem Kompromiß zu tun hat zwischen den beiden Wünschen, soviel wie möglich zu bringen und dennoch so kurz wie möglich zu bleiben.

Von daher gesehen, muß man etwas vorsichtig mit dem Kauf von Arzneimittellehren sein. Sie sollten schon so angelegt sein, daß man wenigstens annäherungsweise die feinen Zacken im Schlüsselbart unterscheiden kann. Was hat man von derart zugeschnittenen Arzneimittelbildern, die sich fast alle ähnlich sind? Man wird kaum ein richtiges Mittel aus ihnen herausfinden können. Auch zum Lernen sind sie schlecht, weil die Charakteristika eines Mittels nicht richtig herausgearbeitet sind.

Wenn nun »Boericke« hier zuerst genannt wird, dann deswegen, weil er wohl den besten Kompromiß eingegangen ist. Seine Arzneimittelbilder sind so kurz wie möglich, enthalten aber dennoch viele »sonderliche und charakteristische« Symptome. Außerdem hat dieses Buch als Anhang noch ein brauchbares Repertorium. Und schließlich ist es wirklich preiswert. Der Titel lautet: Boericke, Homöopathische Mittel und ihre Wirkungen, Materia medica und Repertorium, Verlag Grundlagen und Praxis, Leer.

Echte Arzneimittelbilder kann man bei Kent lesen. Sie atmen den Geist klassischer Homöopathie und sind eine Fundgrube guter Symptome. Allerdings sind es Vorlesungen, was an Stil und Aufbau zu merken ist. Wenn man aus ihnen Mittelbilder lernen will, muß man wirklich arbeiten. Der Titel lautet: Kents Arzneimittelbilder, Vorlesungen zur homöopathischen Materia medica von Prof. Dr. James T. Kent, neu übersetzt und herausgegeben von Med.-Rat. Dr. Edward Heits, Haug Verlag, Heidelberg.

Gut zum Lernen eignen sich die drei folgenden Bücher - jedes auf eine andere Weise:
Dr. med. Gilbert Charette, Homöopathische Arzneimittellehre für die Praxis, Hippokrates Verlag, Stuttgart.
Dr. W.A. Dewey, Katechismus der reinen Arzneiwirkungslehre, 5. Aufl., Ulm 1958.
E.A. Farrington, M.D., Klinische Arzneimittellehre, aus dem Englischen übersetzt von Dr. med. Hermann Fischer, Burgdorf Verlag, Göttingen.

Es folgen nun noch weitere Titel von brauchbaren Arzneimittellehren oder ähnlichen Hilfsmitteln zum Lernen und Finden homöopathischer Mittel. Man muß sie wirklich nicht alle besitzen. Am besten schaut man vor dem Kauf in ein solches Buch hinein. Wenn einem Stil und Aufbau zusagen, dann nur lohnt es sich, ein solches Buch zu erwerben. Beim Lernen spielen ja viele psychologische Faktoren eine Rolle, und wenn man von vornherein eine Abneigung gegen einen bestimmten Stil hat, wird man sich schwerer tun als bei einem, den man gleich akzeptiert. Auch bedenke man, daß viele homöopathische Autoren bestimmte Erfahrungen gemacht haben, die nur ihnen zuteil wurden, so daß sie zum Beispiel bestimmte Mittel bevorzugten und andere vernachlässigten. Diese Dinge werden einem natürlich nur durch Vergleichen und durch eigene Erfahrung klar.

Keynotes and Characteristics with Comparisons of some of the Leading Remedies of the Materia Medica by H.C. Allen, M.D., Jain Publishing Co., New Delhi.

Dr. med. Horst Barthel, Charakteristika homöopathischer Arzneimittel, Barthel & Barthel Verlag, Hohenschäftlarn.

J.H. Clarke, M.D., A Dictionary of Practical Materia Medica, Jain Publishing Co., New Delhi. (Dieses Buch erscheint z. Zt. auch in deutscher Sprache)

A.V. Fellenberg-Ziegler, Homöopathische Arzneimittellehre, Haug Verlag, Heidelberg.

Dr. med. H. Gerd-Witte, Kompendium der homöopathischen Arzneimittelsymptome, Haug Verlag, Heidelberg.

Dr. med. et phil. Otto Leeser, Lehrbuch der Homöopathie, Spezieller Teil: Arzneimittellehre, Haug Verlag, Heidelberg.

Adolf zur Lippe, Grundzüge und charakteristische Symptome der homöopathischen Materia Medica, Deutsche Bearbeitung von Dr. med. O. Eichelberger, Burgdorf-Verlag, Göttingen.

Dr. med. Julius Mezger, Gesichtete Homöopathische Arzneimittellehre, 2 Bände, Haug Verlag, Heidelberg.

Dr. med. Georg Royal, Abriß der homöopathischen Arzneimittellehre, übersetzt von Dr. med. H. Balzli, Regensburg 1926.

Dr. med. Benno Schilsky, Homöopathiefibel für Ärzte, Heidelberg 1969.

Dr. med. Karl Stauffer, Klinische Homöopathische Arzneimittellehre, bearbeitet von M. Schlegel, Sonntag Verlag, Stuttgart.

M.L. Tyler, Homöopathische Arzneimittelbilder, Burgdorf-Verlag, Göttingen 1993.
Ein ausgezeichnetes Buch!

G.H.G. Jahr, Ausführliche Arzneimittellehre, Leipzig 1848, Nachdruck: Bernd von der Lieth Verlag für homöopathische Literatur, Hamburg.

Dr. Henri Voisin, Materia medica des homöopathischen Praktikers, Übersetzung von Dr. med.Gerd-Witte, Haug Verlag, Heidelberg.

J.W. Hutchinson, M.D., Siebenhundert Kardinalsymptome (Band 7 der »Schriftenreihe der Clemens von Bönninghausen-Akademie«) Verlag Müller & Steinicke, München.

New, old and forgotten Remedies, collected, arranged and edited by Dr. E. Anshutz, Roy Publishing House, Calcutta.

R. Hughes, M.D., A Cyclopedia of Drug Pathogenesy, B. Jain Publishers, New Delhi.

Und schließlich noch die speziellen Arzneimittellehren der Nosoden, die oftmals wichtig sind:

Dr. med. O. Julian, Materia medica der Nosoden, übersetzt von H. Friz, Haug Verlag, Heidelberg und

H.C. Allen, Nosoden, übersetzt von Dr. Grudzinski, Bartel und Barthel Verlag, Hohenschäftlarn.

Erwähnt sei noch, daß es in der französischen Homöopathie eine bestimmte Richtung gibt, die litera-
risch besonders durch Dr. H. Voisin vertreten wird.
Seine oben erwähnte Materia medica ist von dieser
Richtung geprägt. Sie folgt nicht immer den Anwei-
sungen *Hahnemanns*, sondern geht manchmal eigene
Wege, die man am besten - wenn man Näheres darüber wissen will - selbst nachliest in dem Buch: Dr.
med. H. Voisin, Die vernünftige kritische Anwendung
der Homöopathie, übersetzt und herausgegeben von
Dr. med. Fritz Stockebrand, Ulm 1960.

Und nun sollen noch einige Buchtitel genannt werden,
die für den, der klassische Homöopathie betreiben
will, äußerst interesssant sind:
Zur Theorie der Homöopathie, J.T. Kents Vorlesun-
gen über *Hahnemanns* Organon, übersetzt von Jost
Künzli von Fimelsberg, Verlag Grundlagen & Praxis,
Leer.
Dr. med. Artur Braun, Methodik der Homöotherapie,
Biologische Taschenbuchreihe Band 4, Sonntag Ver-
lag, Stuttgart.
Dr. med. O. Eichelberger, Klassische Homöopathie,
Haug Verlag, Heidelberg. (Dies ist ein mitreißendes
Arbeitsbuch! An 300 Fällen aus der Praxis wird in oft
atemberaubender Meisterschaft dargestellt, wie man
Krankheitsbilder homöopathisch analysiert, hierar-
chisiert und repertorisiert. Alle Symptome sind mit
den Seitenangaben des deutschen Kent ausgestattet, so
daß man selbst mitarbeiten kann.)
Dr. med. J.P. Gallavardin, Homöopathische Beeinflussung von Charakter, Trunksucht und Sexualtrieb,

ausgewählt und bearbeitet von Dr.med. Hans Triebel, Haug Verlag, Heidelberg.

J.T. Kent, Was der Arzt, um erfolgreich verordnen zu können, wissen muß. Deutsche Bearbeitung von Dr. med. J. Zinke, Ulm 1964.

Dr. Samuel *Hahnemann*, Die chronischen Krankheiten, ihre eigentümliche Natur und homöopathische Heilung 5 Bde., Haug Verlag, Heidelberg. Ohne die Kenntnis dieses Werkes wird es einem schwerlich gelingen, chronische Zustände dauerhaft homöopathisch zu heilen.

J.H. Allen, Die chronischen Krankheiten, Die Miasmen, übersetzt von Renèe von Schlick, Aachen.

R.G. Miller, Synopsis der homöopathischen Theorie, Haug-Verlag, Heidelberg.

Einer der bekanntesten und größten Homöopathen Europas war der Schweizer Arzt Dr. med. A. Voegeli. Seine Bücher sind in echt *Hahnemann*'schem Geist geschrieben. Neben seinem grundlegenden Werk »Heilkunst in neuer Sicht« und dem »ABC der Gesundheit« müssen noch die folgenden Schriften erwähnt werden:

Dr. med. A. Voegeli, Die korrekte homöopathische Behandlung in der täglichen Praxis, Haug Verlag, Heidelberg. Dies ist ein Büchlein, aus dem man schön lernen kann, wie man akute Krankheiten, besonders grippale Infekte, richtig homöopathisch behandelt. Besonders dem Anfänger wird deutlich gemacht, wie er die einzelnen Mittel unterscheiden kann. Ein kleines Repertorium für die genannten Zustände ist angefügt.

Dr. med. A. Voegeli, Die rheumatischen Erkrankungen, ihre rationelle Behandlung und Heilung, Haug Verlag, Heidelberg.
Dr. med. A. Voegeli, Magen-, Leber- und Galleerkrankungen, Haug Verlag, Heidelberg.
Dr. med. A. Voegeli, Das Asthma und seine Behandlung, Haug Verlag, Heidelberg.
Dr .med. A. Voegeli, Homöopathische Therapie der Kinderkrankheiten, Haug Verlag, Heidelberg.
Dr. med. A. Voegeli, Die Kreislauferkrankungen, Haug Verlag, Heidelberg.
Unbedingt hingewiesen werden muß dabei noch auf sein Buch »Medizin auf Wegen und Irrwegen«, erschienen in Zürich, aus dem man zwar keine klassische Homöopathie lernen kann, aber in fesselnder Weise vor Augen geführt bekommt, warum ein renommierter Röntgenologe zum klassischen Homöopathen wird.

Dr. med. J. Zinke, Kurzgefaßte Einführung in die klassische Homöopathie, Ulm 1962.
E.B. Nash, M.D., Leitsymptome in der homöopathischen Therapie, Haug Verlag, Heidelberg. Dieses Buch ist bereits zu einem »Klassiker« in der Homöopathischen Literatur geworden. Man wird es, solange man Homöopathie betreibt, immer wieder zur Hand nehmen.
Dr. Robert Stahl (Herausgeber): Beziehungen der Arzneien unter sich nach Kent, Guernsey, Bönninghausen, Lutze, H.C. Allen, Chiron usw., Haug Verlag, Heidelberg. Dies ist ein Taschenbuch bei dem man auf einen Blick sehen kann, welche Mittel sich

antidotieren oder gut vertragen. Ähnliches bietet die »Tafel der Arzneien« von Pelz/Zinke, Heidelberg.

Die meisten Homöotherapeuten in Europa sind heute indirekte Schüler J.T. Kents. Seine überragende Persönlichkeit, sein homöopathisches Können und sein literarisches Werk haben die Renaissance der Homöopathie nach dem 2. Weltkrieg entscheidend geprägt. Mit seiner homöotherapeutischen Methode sind akute und erworbene chronische Krankheiten ausgezeichnet zu behandeln, wenn es aber um vererbte chronische Krankheiten und hereditär-konstitutionelle Belastungen geht, dann stößt sie häufig an ihre Grenzen. Für die aus solchen Gegebenheiten sich entwickelnden Krankheiten gibt es aber auch homöopathische Möglichkeiten zur Heilung. Ganz besonders der Kreis um *J. Compton Burnett* (1901 in London gestorben) hat sie erforscht und aufgezeichnet. Einige dieser Bücher sind bereits in deutscher Sprache in der »Schriftenreihe der Clemens von Bönninghausen-Akademie für Homöopathik« im Verlag Müller & Steinicke, München, erschienen:

Band 1: J.H. Clarke, Die Heilung von Tumoren durch Arzneimittel.

Band 2: J. Compton Burnett, Tumoren der Brust.

Band 3: J. Compton Burnett, Die Heilbarkeit von Tumoren durch Arzneimittel.

Band 4: J. Compton Burnett, Vakzinose und ihre Heilung durch Thuja.

Band 5: J. Compton Burnett, Die Venenerkrankungen.

Band 8: J. Compton Burnett, Zarte, zurückgebliebe-
ne, schwächliche und im Wachstum behin-
derte Kinder.

Band 9: J. Compton Burnett, Organerkrankungen
bei Frauen - Die Wechseljahre.

Band 10: J. Compton Burnett, Die Lebererkrankun-
gen.

Band 11: J. Compton Burnett, Die Gicht.

Und hier noch die Titel weiterer Bücher, aus denen
man etwas für die Anwendung der Homöopathie lernen kann:

Y. Laborde, Repertorium miasmatischer Symptome
(Band 6 der »Schriftenreihe der Clemens von Bön-
ninghausen-Akademie«, Verlag Müller & Steinicke,
München).

Dr. med. Gerhard Bakker, Positive Homöopathie,
Ulm 1960.

Dr. med. Helmuth Beuchelt, Homöopathische Reak-
tionstypen in Wort und Bild, Ulm 1960.

Dr. med. M. Borland, Kindertypen, Freie Übertra-
gung und Bearbeitung nach Borlands »Children's
Types« von Dr. med. Heinz Zulla, Ulm 1961.

Dr. med. Mathias Dorcsi, Personotrope Medizin und
Homöopathie, Haug Verlag, Heidelberg.

Wilhelm Eichsteller, Der praktische Homöopath,
Markante Leitsymptome in der homöopathischen
Praxis, Eurika-Verlag, Füssen.

Fritz Gauß, Wie finde ich das passende Arzneimittel?
Haug Verlag, Heidelberg.

Dr. med. Hedwig Imhäuser, Homöopathie in der
Kinderheilkunde, Haug Verlag, Heidelberg.

Ottinger-Tabellen, Freiburg/Breisgau.

Dr. med. Werner Quilisch, Homöopathie als Therapie der Person, Berlin und Saulgau, 1949.

Dr. med. Emil Rehm, Bewährte homöopathische Rezepte, Turm Verlag, Bietigheim.

Dr. med. Karl Stauffer, Homöotherapie, Sonntag Verlag, Stuttgart.

Dr. med. W. Wellmer, Risikolose Arzneitherapie, Haug Verlag, Heidelberg.

Für die veterinärmedizinisch Interessierten sei darauf hingewiesen, daß die Homöopathie zur Zeit dort Triumphe feiert. Alles dumme Gerede von »Suggestivheilung« durch Homöopathie findet in der Veterinärmedizin seine Widerlegung. Wer darüber etwas wissen will, mag in die folgenden beiden Bücher hineinschauen:

Dr. med. vet. H. Wolter, Klinische Homöopathie in der Veterinärmedizin, Haug Verlag, Heidelberg.

Dr. med. vet. H.G. Wolff, Unsere Hunde - gesund durch Homöopathie, Sonntag Verlag, Stuttgart.

Zu der Frage, was eigentlich beim Potenzieren vor sich geht und wie und warum Hochpotenzen wirken, gibt es zwar viele Vermutungen, aber wenig Forschung und Experimente. Ich fand darüber in der Literatur nur die folgenden Titel. Es mag aber sein, daß es noch mehr gibt, vor allem im Ausland. Sie sind mir aber nicht bekannt.

Viktor Itschner (Herausgeber), Potenzierte Heilmittel, Stuttgart.

W.E. Boyd, M.A., M.D., M. Brit.I.R.E., Biochemical and biological evidence of the activity of high potencies, in: The British Homoeopathic Journal 1954, Vol.xliv.No. 1.

Dr. phil. et med. Wüst, Über den physikalischen Nachweis der Wirksamkeit potenzierter Lösungen nach Richard Beck; dieser Aufsatz ist zu beziehen über das Iso-Werk, Regensburg.

Homöopathie in der Diskussion von H.J. Schramm, M. Stübler, G. Bayer, W. Buschmann, H. Flemming, F. Popp, W. Hess, W. Klunker, A. Hartz, H. Dinkelaker, Verlag Grundlagen und Praxis, Leer.

Derjenige, der wirklich die echte, klassische Homöopathie ausüben möchte, sei noch auf einige Bücher hingewiesen, die er immer wieder zu seinem und seiner Patienten Nutzen aufschlagen wird:

J.T. Kent, New Remedies, Clinical Cases, Lesser Writings, Aphorisms and Precepts. B. Jain Publishers, New Delhi. Besonders aus den »Lesser Writings« wird man sich immer wieder Mut, Kenntnisse und Liebe zur Homöopathie holen. Man kann sie jetzt auch in einer wissenschaftlich genaueren Ausgabe erhalten: K.-H. Gypser, M.D. (ed), Kent's Minor Writings on Homoeopathy, Haug Publishers.

C. Hering, M.D., The Guiding Symptoms of our Materia Medica, 10 Bde., B. Jain Publishers, New Delhi.

T.F. Allen, A.M., M.D., The Encyclopedia of pure Materia Medica, 12 Bde., B., B. Jain Publishers, New Delhi.

C. Hering, Analytical Repertory of the Symptoms of the Mind, B. Jain Publishers, New Delhi.
A.C. Cowperthwaite, A Textbook of Materia Medica and Therapeutics, B. Jain Publishers, New Delhi.

Zum Schluß darf nicht vergessen werden, auf die homöopathischen Zeitschriften hinzuweisen, die in deutscher Sprache erscheinen:
Allgemeine Homöopathische Zeitung , Haug-Verlag
Zeitschrift für Klassische Homöopathie, Haug-Verlag
Deutsches Journal für Homöopathie, Barthel & Barthel-Verlag
In diesen Zeitschriften kann man Kasuistiken (Fallberichte), neue Arzneimittelprüfungen, Berichte aus der Praxis und Aufsätze über theoretische Probleme der Homöopathie lesen.

Selbstverständlich gibt es noch viel mehr homöopathische Literatur, zum Beispiel für bestimmte Fachbereiche wie etwa Gynäkologie, oder antiquarisch ältere Werke wie etwa von Lutze, Dahlke, Allen, Jahr, oder über moderne Forschungen zur Wirksamkeit homöopathischer Medikamente, usw. Es kommt aber nicht auf die Zahl der Bücher an, die man bestitzt, sondern darauf, daß man es dem Meister *Hahnemann* genau nachmacht. Dann übt man eine natürliche, schonende, individuelle, menschliche und durch ihre Erfolge beglückende Heilmethode aus.